いったものは、極力、排除されます。そういう「個別的」なものは全部削《そ》ぎ落として、誰にとってもそうであるという、いわば最大公約数的な知識だけを、「客観的」な情報として記述するのが、一般的な意味での「教科書」なのです。「教科書」が「味気ない」ものになるのは、そのためです。「味」とは、個別的で主観的なものにほかならないのですから。

本書は、そういう意味での「教科書」ではありません。本書はむしろ、そういう一般的な意味での「教科書」からは削ぎ落とされる、ものの見方や考え方、そして価値観の問題をこそ、テーマにしています。それは「思想」と呼ばれるものです。

「思想」とは何でしょうか。たとえば、こんにちの看護や教育は「科学的」でなければならないとされています。だから、看護学や教育学の「教科書」には、「科学的」とされる看護や教育に関する知識（情報）が記述され、授業や実習では、その「科学的」なものの考え方や実践の方法を訓練されるのです。しかし本書は、その前に、いわば一歩引き下がって、こう問います。そもそも「科学的」であるとはどういうことか。なぜこんにちの看護や教育は「科学的」でなければならないとされているのか。そのことにいったいどのような意味や目的があるのか。そして、それは本当によい看護と教育であると言えるのか。ひょっとしたら、そこからこぼれ落ちてしまう、何か大事なものがあるのではないか。

これらは「考え方」の問題ですから、さまざまな考え方があります。そして、そもそも何をもって、よい／悪いと考えるのかという、価値観の問題が、本質的に含まれてきます。そこには、個人的な経験や主観的な信念も、多かれ少なかれ反映されるでしょうし、当然、2＋3＝5のような、誰にとってもそうである、決まった「答え」があるわけではありません。しかし、だからといって、考え方や価値観は「人それぞれ」で「何でもあり」でよいというわけでは、けっしてありません。むしろ、決まった「答え」がないからこそ、私たちは、それぞれの考え方や感じ方、価値観や信念を、まずは言葉にして、自覚することから出発しなければならないのです。そうでなければ、私たちは、自分（たち）が無自覚なままにもっている価値観や信念を、暗黙のうちに、「正しい」ものであると思い込んでしまいます。それは危険なことです。なぜなら、その場合、私たちが何となくそれが正しいことだろうと思い込み、無自覚に、またはよかれと思って、行なう日々の行為や実践が、実は悪い結果を引き起こし、しかもそれを悪いと認識することさえもできない、ということが、きわめて容易にありうるし、現に非常にしばしばあるからです。それゆえに、私たちは、まず私たち自身のものの考え方や価値観を自覚し、それを反省し、そして他者の異なる考え方や価値観との対話を積み重ねることによって、それをより確からしいものへと鍛え上げていく努力を、けっして放棄してはならないのです。それが「思想」をするということであり、平たくいえば、それが本当の意味で、ものを「考える」ということなのです。

もちろん、「考える」ためには、まずそもそも何について考えるのかという、問題そのものの共有がなければなりません。そして、その問題がどういう問題なのか、なぜそれがいま私たちが考えるべき問題なのか、といったことについて、ある程度の共通の了解がなくてはなりません。また、その問題について、過去の人や同時代の人が、どういうことを考えてきたのかということを知ることも、私たち自身がものを考えはじめるための、貴重な道しるべとなるでしょう。

本書は、そういうふうに、私たち自身が「思想」をし、「考える」ということをはじめるための出発点となる、「材料」を提供したつもりです。この「材料」をもとに、具体的にどのような授業が実践されるのか、どのような対話や議論が展開されるのかは、まさにこれを調理し、咀嚼《そしゃく》し、味わう、個々の授業者と学生たちに委《ゆだ》ねられています。筆者としては、どうか本書が、調理され、咀嚼され、味わわれるに値する素材となっていることを、願うばかりです。

本書の執筆に関し、まず誰よりも、筆者の拙《つたな》い講義にも熱心に耳を傾け、さまざまな疑問や意見、ときには批判や反論を率直にぶつけてくれた、大阪医療センター附属看護学校の第六十一〜六十七回生の学生諸君に、心より感謝しています。実際、本書の随所に、その対話の成果が反映されています。

また、私のような未熟な教員に、七年もの長きにわたって貴重な教育経験の機会を与えてくださり、看護や看護教育に関する素人のぶしつけな質問にも、いつも丁寧に応じ、さまざまなご教示をくださった同校の先生方に、深く感謝申し上げます。

本書の出版に関しては、ナカニシヤ出版の酒井敏行氏のお世話になりました。本書のような、やや冒険的な本の出版を、あえて引き受けてくださった同社と同氏の情義と心意気に、深くお礼を申し上げます。

二〇一五年十一月　旭川にて

古川雄嗣

看護学生と考える教育学

——「生きる意味」の援助のために

＊

目次

第7回　科学と哲学と宗教——「確かめる」「考える」「信じる」の違い——123

第9回　実存的苦悩
——「スピリチュアル・ペイン」の哲学的意味

第10回　なぜ「生きる意味」なのか
——ヴィクトール・E・フランクルの思想と実践（1）

看護学生と考える教育学

——「生きる意味」の援助のために

第Ⅰ部　サイエンスとアート

第1回　看護と教育
――「近代」という時代の看護と教育

はじめに

この授業は「教育学」というタイトルですが、どうして看護師になるために教育学の授業なんかを受けなければならないのかという疑問をもっている人も少なくないかもしれません。ですので、まずはそのところから、簡単に考えておきたいと思います。

「教育」という言葉を聞くと、私たちはすぐに「学校」を連想してしまいます。ですから、教育学という授業は、学校の先生になりたい人が大学で受ける授業なんじゃないかというイメージをもっている人が多いかもしれません。実際、それはそのとおりで、たしかに教育学という学問は、もともとは「学校教育」の方法を考えるために生まれたものでした。

しかし、考えてみれば実に当たり前のことですが、教育という人間の営みは、何も学校のなかにだけあるものではありません。それこそ、医師や看護師による患者の保健指導なども一種の教育ですし、人間が何かを教えたり教えられたり、あるいはさまざまな経験を通して何かを学んだり成長したりといったことは、家庭や地域、友だちどうしの関係のなかなど、人間の生活のあらゆるところに存在しています。ですから、「教育」という概念を、たんに「学校教育」という狭い意味に限定するのではなくて、人間のさまざまな教育と学習の経験の全体を指す広い意味に受けとって考えていこうとする、そういう教育学の立場や方法もあります。ひとくちに「教育学」と言っても、「学校教育」という狭い意味の教育について考える狭義《きょうぎ》（狭い意味）の教育学と、学校以外の人間のさまざまな教育と学習の経験も含めた広い意味の教育について考える広義《こうぎ》（広い意味）の教育学とがあるわけです。

ここは看護学校ですから、皆さんは学校の先生になりたいわけではないでしょう。ですからこの授業は、後者の広い意味での教育学であると考えておいてください。そして、ここではとくに、教育の主体（する側）と対象（される側）である「人間」という存在について、考えてみたいと思っています。人間とはどのような存在か、人間が人間らしく「生きる」とはどういうことか、といった問題です。

そうすると、そういうふうに教育の主体と対象である人間と人間の生について考えるということは、看護という仕事に携《たずさ》わろうとしている皆さんにとっても、どうしても必要なことであるということがわかるはずです。なぜなら、本来言うまでもないことではありますが、看護という営みもまた、その主体と対象は人間であり、その営みの本質は、人間が人間として「生きる」ということを援助することであるはずだからです。その点に、看護と教育の本質的な共通性があります。

第1節　看護と教育の「本質」

ところで、私はいま、看護と教育の本質は何かというようなことは、本来言うまでもないことであると言いました。しかし、実はこんにちの看護と教育について考えるにあたっては、むしろこれは、あらためて強調して言わなければならないことになっています。そこで、まずは一度あらためて、「看護の本質」とは何か、ということを考えなおしてみましょう。

「本質」とは、「それなくしてはその概念そのものが成り立たないもの」というほどの意味です。ですから「看護の本質」というのは、それがなくなってしまったら看護が看護でなくなってしまうもの、という意味です。そういう意味での看護の本質とは何でしょうか。

看護の「本質」

これは、看護学校に入学したら、まずいちばん最初に教わるはずです。先ほども言ったように、看護の本質は、人間の「生活を支援する」ということです。もう少し広く、人間が「生きることを援助する」と言ってもよいでしょう。これが看護の「本質」です。こんな当たり前のことを、なぜわざわざあらためて強調して言わなければならないのかと言えば、これが看護の「本質」であるということは、逆に言えば、たとえば「病気を治療する」というようなことは、必ずしも看護の「本質」ではないということでもあるからです。それは「医療」あるいは「医学」の本質です。医師の仕事の本質なのであって、看護師の仕事の本質ではないのです。

もちろん、看護師は同時に医療人でもありますから、医師の医療行為の補助業務も、その仕事のなかに当然含まれてきます。現実には、それが看護師の仕事の大部分を占めるでしょう。けれども、それはあくまでも「医療人」としての仕事の本質に属するものです。ということは、たとえばある看護師が、医師による患者の治療行為の補助を行なったとしても、そして仮にそれがどれほど的確で優れたものであったとしても、それだけでは、まだその人は、「看護師」としての仕事を果たしたことにはならない、ということになるのです。

「医療」と「看護」の違い

ここに、「医療」と「看護」、あるいは「医学」と「看護学」の本質的な違いがあります。この二つは、実はそもそも、対象にしているものが全然違うのです。前者の対象は病気や障害です。しかし後者の対象は人間です。病気や障害そのものではなくて、それを抱えながら生きて生活する人間、それが看護という営みの対象なのです。注意してほしいのですが、この二つは、正反対とさえ言ってもいいくらい違います。

たとえば、私が病気になったとします。私という〈人間〉が〈病気〉を抱えている。そのときに、〈病気〉のほうを扱おうとするのが、医療という行為の本質です。〈病気〉そのものを、それを抱えている私という人間からいわば切り離して、それだけを対象として扱おうとするわけです。それに対して、看護は逆に、私という〈人間〉のほうを扱おうとします。病気そのものではなくて、その病気を抱えている私という〈人間〉とその生活を対象として、私がどういうふうにその病気に向きあって生きていくのかを援助することが、看護という営みの本質なのです。

看護の対象は、病気ではなく、人間です。ですから、病気を対象とする学問である病理学や医学・生理学などは、皆さんが「医療人」であるためには、本質的に必要な知識であるわけですが、それだけではまだ「看護師」ではありえません。看護師であるためには、その対象である「人間」について考える**人文学的な知識や思考**が、本質的に必要なのです。

失われていく「本質」

さて、そう考えると、いかに看護と教育とがよく似た人間の営みであるかということが、あらためてよくわかると思います。この二つは、どちらも**「人間」という存在を対象として、その人間が「生きる」ということを援助する営み**なのです。

もちろん、そんなことはやはり、言うまでもない、当たり前のことです。しかしながら、その本来当たり前であるはずのことが、こんにちの看護と教育では、かなりの程度、そしてますます、失われていっていることを、問題にしないわけにはいきません。

このことは、日常の経験のなかでも直感的にわかることでしょう。教師や看護師は人間が生きることを援助する存在だ、などと言われても、たんなる理想論やきれいごとのように聞こえるのではないでしょうか。現実には、学校の教師はただ淡々《たんたん》と授業をして、教科書や受験のための知識を教えるだけで、生徒一人ひとりがそれぞれの人生を生きることを援助しているようには、とうてい見えないかもしれません。看護師も同じです。自分が患者として病院に行ったとき、「病気」ではなく、病気を抱えた「私」のほうを見てくれたという看護師は、いままでどれくらいいたでしょうか。ある学生がこんな話をしてくれました。高校時代にバスケットをしていたのだが、不幸にも事故にあって怪我をしてしまい、目標にしてきた大事な試合に出られなくなってしまった。そのときに「私にとってその怪我がどんなにつらいものかということを、少しでも思いやってくれた看護師は一人もいなかった」というのです。まさに、「怪我」だけを見て、その怪我を負った「人間」のほうには、まるで無関心な看護師ばかりだった、ということです。

「いい看護師」になりたいという志をもっている人ほど、自分はそういう看護師にはなりたくない、と思うかもしれません。もちろん、その気持ちは大事です。けれども、実は問題は、「気持ち」だけではないのです。そうではなくて、実はこれは、こんにちの看護と教育の考え方そのものが、必然的にもたらした結果である、という側面があります。ですから、いまは「そんな看護師にはなりたくない」と思っている人でも、この先、看護学校で教育を受けて、現場に出て先輩や医師から指導を受けているうちに、いつのまにか「そんな看護師」になってしまう可能性は、かなり高いと言わなければなりません。それはどういうことかということを、この授業ではまず考えてみたいと思います。

第2節　「近代」という時代の特徴

私はいま、「こんにちの」看護と教育、という言い方をしました。これは正確には、「近代」という時代の看護と教育、という意味です。私たちが考えておかなければならないことは、たんに普遍的な（いつの時代にも共通する）意味での看護と教育だけではなくて、この「近代」という時代における看護と教育の問題なのです。そこで、まずはこの「近代」という時代はどういう時代なのかということを、ごく簡単に見ておくことにしましょう。

「近代」という言葉の意味

私たちが生きて生活を営んでいるこの現代という時代は、人間の長い歴史（それなりに高度な学問や文化を営むようになってからでも、だいたい三千～四千年くらいと言われています）のなかでは、「近代」と呼ばれている時代です。高校の世界史の教科書も、人間の歴史を「古代・中世・近代」というふうに分けていたと思います。その「近代」のことです。

しかし、この「近代」という言葉は、たんに「最近の時代」というだけの意味ではありません。むしろここには、それ以前の時代とはまったく異なった、まったく新しい時代、というようなニュアンスが含まれています。ですから、これは「最近の時代」というよりは「最新の時代」であって、もっと強く言えば、「最も進んだ時代」というほどの意味なのです。ちなみに「近代」は英語では「モダン（modern）」ですが、この言葉にもやはり「最新の」「最も進んだ」というような意味があります。

もちろんこれは、ほかならぬ近代の人間自身が、自分たちのことを、人間の歴史のなかで最も進んだ新しい人間だと考えて、こう呼んだのです。その意味で、実は近代人というのは、私たち自身も含めてたいへんにうぬぼれた人間なのであって、要するに「昔の人は馬鹿だったが自分たちは進んだ時代に生きている賢い人間だ」と考えているのです。

では、どうして近代の人は、あるいは私たちは、そう考えるようになったのか。ここには、「知識」というものについての考え方、とりわけ「確実で正しい知識」という意味での「真理」とは何かということについての考え方が、深く関係しています。

「知識」の歴史——人類史の時代区分

先ほども触れたように、こんにちでは、人間の長い歴史を「古代・中世・近代」という三つの時代に分けて考えることが一般的になっています。これを時代区分と言うのですが、では何を基準に時代を区分しているのかと言うと、それがまさに「知識」または「真理」というものについての考え方なのです。

「近代」という時代は、最初ヨーロッパで出現したのですが、その近代のヨーロッパ人が、自分たちの歴史を「古代・中世・近代」というふうに分けて考えるようになったのが、時代区分のはじまりです。ですから、これはもともとは、ヨーロッパにおける知識の歴史についての考え方です。しかし、このもともとヨーロッパで生まれた近代という時代の新しい知識や社会の仕組みが、その後、世界中に広まっていくことになります。日本も明治時代にそれを経験して、この時期にヨーロッパの知識や社会の仕組みを、日本人は必死になって輸入しました。これが日本の「近代化」であり、それは同時に「西洋化」でもあったわけです。実は、いま私たちがふつうに日常のなかで使っている日本語も、その多くは、この時期に欧米の言葉を輸入して、それを翻訳することによって、新しくつくられたものです。たとえば「個人」とか「社会」、あるいは「科学」「宗教」「芸術」、さらには「恋愛」というような言葉まで、これらは全部、近代になって新しくつくられた言葉です。

とりわけ、私たちが小学校以来、学校という場所で教えられる知識や言葉は、もちろん医学や生理学も含めて、ほとんど全部、もともとはヨーロッパで生まれたものが輸入されたものです。ですから、その意味では、これはヨーロッパの歴史の話だからといって、私たち日本人には無関係な話であるというわけでは、全然ありません。これはいわば、私たちがいま学校で勉強している（させられている）知識が、どういう性格の知識であって、なぜそんなものを勉強しなければ（させられなければ）ならないのか、という問題についての話なのです。

さて、ではそのヨーロッパにおける知識の歴史を簡単に見てみることにしましょう。

図1－1を見てください。私たちはいまでも、ヨーロッパと言えばキリスト教、あるいはキリスト教と言えばヨーロッパの宗教、というイメージをもっていると思います。実際、この時代区分も、知識と

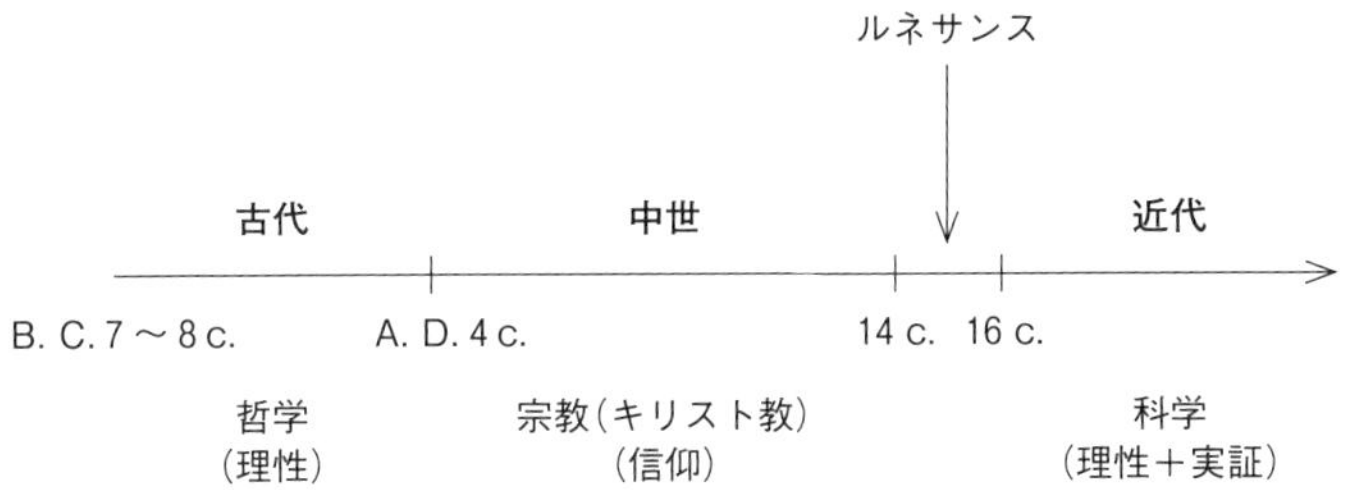

図１－１　西洋における知の歴史の時代区分

キリスト教との関係が基準になっています。おおざっぱに言ってしまえば、キリスト教以前が「古代」、キリスト教の時代が「中世」、そしてキリスト教以後が「近代」、という分け方です。

古代と中世――哲学から宗教へ

たしかに、いまでは、キリスト教と言えばヨーロッパの宗教というイメージがあります。しかし、実はもともとはそうではありません。キリスト教という宗教は、もともとはユダヤ教のなかから生まれてきた新しい宗教でしたから、もともとは中東地方の宗教です（第2回のコラム1参照）。そしてそれが、紀元一世紀に、地中海をわたってギリシア地方に伝えられたのです。ところが、もともとギリシア地方には、それよりも数百年から千年近く前から、「哲学」と呼ばれる長い知識の伝統がありました。このキリスト教以前の「**哲学**」の時代が「古代」です。

この「哲学」とは何かというのも、細かいことを言い出せばきりがないのですが、ここではとりあえず、物事を論理的に考えること、というほどの意味に理解しておいてください。そしてその物事を論理的に考える人間の能力が「**理性**」と呼ばれるものです。つまり、この「古代」という時代は、哲学が知識の中心であり、理性によって論理的に説明できることが「真理」である、と考えられた時代です。

そしてこの古代という時代は、だいたい紀元四世紀くらいまで、とされています。というのは、もともと紀元一世紀にギリシア地方にキリスト教が伝えられはしたのですが、なかなかうまく根づかず、長いあいだ迫害されていました。しかし、紀元四世紀になると、一転してキリスト教がローマ帝国の国教に採用されます。それ以降、ヨーロッパ世界では、キリスト教という宗教がいちばんの中心になっていきます。これが「中世」と呼ばれる時代です。つまり、古代には、人間が理性に基づいて論理的に考えたことが真理であると考えられたのですが、中世になると、人間が自分の頭で考えることよりも、聖書に書かれているキリスト教の教えが、まず第一の、絶対的な真理であると考えられたわけです。ですから、古代が哲学の時代であり、理性中心の時代であったのに対して、中世は**宗教**の時代であり、**信仰**中心の時代であったとされているわけです。

ルネサンス――「理性」の復権

この「中世」というキリスト教支配の時代は、だいたいちょうど千年くらい続いたと言われています。しかし、十四世紀くらいになると、また新しい動きが出てきます。それが「ルネサンス」と呼ばれるものです。

ルネサンスという言葉は、直訳すると「復興」とか「再興」とかという意味で、「失われたものを取り戻す」というニュアンスのある言葉です。ですからルネサンスを「文芸復興」と訳すこともあります。では、何を「復興」するのかと言うと、これはギリシアを、つまり「古代」をもう一度取り戻す、という意味です。

どういうことかと言うと、中世という時代は、キリスト教という圧倒的な権威をもつ宗教が、独善的な真理をふりかざして人間を支配してきた。しかし、ヨーロッパがキリスト教に支配される以前のギリシアは、もっと人間が自由にものを考えたり、自由な表現ができたりしたすばらしい時代だった。だから、もう一度、キリスト教という宗教の支配から解放されて、ギリシア時代のような人間の自由を取り戻そう。ルネサンスとは、こういうことをめざした運動であったとされています。

こういう運動のなかから、古代のように、人間の理性に基づいて自由にものを考えたり、研究をしたりする人が出てきました。たとえばレオナルド・ダ・ヴィンチなども、その典型的な人の一人です。この人は十五世紀の人ですが、芸術家としてだけではなくて、死体を解剖して人体の構造を詳しく調べたり、鳥がどうして飛べるのかを、羽根の構造を調べて物理学的に研究したりした、自然研究者としても知られています。まさに、自分の頭と自分の目で、自然世界の構造を研究しようとしたわけです。そして十六世紀になると、ガリレオ・ガリレイが登場します。この人もやはり、望遠鏡で天体の動きを観察して、それを自分の頭で論理的に考えて分析した結果、どう考えても動いているのは地球のほうだ、と考えました。当時は、聖書にそう書いてあるからという理由で、地球が宇宙の中心で、地球のまわりを天体が動いていると考える天動説が信じられていたわけですが、ガリレオは、動いているのは地球のほうだという地動説を主張しました。それで、お前は聖書に書かれていることを信じないのかということで、キリスト教と衝突して宗教裁判にかけられたとされています。これが有名な、いわゆる「ガリレオ裁判」です。

「科学」の登場と「近代」のはじまり

つまり、この時代になると、人間が自分の頭で考えて、自分の目で確かめる、そういう方法で得られた知識こそが正しい知識（真理）なのだという、新しい考え方が出てきたわけです。これがのちに「**科学（サイエンス）**」と呼ばれる知識です。ガリレオ裁判の伝説は、まさに、「新しい科学」と「古い宗教」が衝突した事件として語り継がれています。ガリレオがこの裁判で言ったとされる「それでも地球は動く」という言葉は有名ですが、これはまさに、科学的に確かめられた事実こそが「真理」なのだという、科学者の信念を表明したものとされているわけです。こうして、この頃から次第に中世という古い宗教の時代が終わって、科学という新しい知識を中心とした「近代」という時代がはじまる、と考えられています。ガリレオからさらに百年後の十七世紀になると、アイザック・ニュートンが登場して、万有引力の法則を発見したりします。こうして、ルネサンスをきっかけにして、十六〜十七世紀くらいになると、「真理」の基準が、宗教ではなく、科学に置かれるようになっていきました。このことを「科学革命」と呼んだりもします。こうして、科学を中心とした「近代」という時代がはじまって、現代にまで至る、と考えられています。

要するに、私たちがいま生きているこの近代という時代は、科学の時代です。**「科学的である」ということが「真理である」ということの基準になった時代**です。もちろん、逆に言えば、「科学的に証明できない（されていない）」ということが、ただちに「真理ではない」ということを意味するようになった時代でもあります。

ところで、この「科学」とは何か、「科学的である」とはどういうことかということは、きわめて重要な問題であり、看護師をめざす皆さんにも一度は考えておいてほしい問題ですので、この授業の前半（第Ⅰ部）で少し詳しく考えます。さしあたりいまは、先ほども言ったように、人間が自分の頭で考えて、自分の目で確かめること、とでもしておきましょう。つまり、「理性」に基づいて物事を論理的に考えて、かつ、その考えたことを、実験や観察によって**「実証」**することです。古代の「哲学」では、いわば、論理的に考えられたことはただちに真理であるとされたわけですが、近代の「科学」では、たんに「考える」だけではだめで、その考えたことを実際に実験や観察によって「確かめる」ということがなされてこそ、はじめて真理として認められるようになった、と考えておけばよいでしょう。

こうして「科学」という新しい知識を獲得した近代の人間は、自分たちは「宗教」という古い迷信から解放された新しい人間だと考えるようになりました。近代とは、科学の時代であると同時に、**「宗教からの解放」**の時代でもある、と考えられるようになったのです。

第3節　近代の看護と教育が抱える矛盾

「学校教育」のはじまり

さて、こんな何百年、何千年も昔の話が、いまの看護や教育の仕事にどんな関係があるのかと思われるかもしれません。しかしこれが、実はおおいに関係のある話なのです。

今回は教育についてだけ簡単に見ておきましょう。実はそもそも、こんにち私たちが当たり前に通っている（通わされている）「学校」というものができたのは、まさに近代になってからのことなのです。近代以前には、学校などというものは存在しません。学校教育というものは、実は人間の歴史のなかでは、きわめて新しく、そしてきわめて特殊な制度なのです。

私たちはいま、六歳になったら当たり前のように小学校に入学して、その後、最低でも九年間、事実上は十二年間、学校に通い続けます。しかし、実際のところ、私たちのうちのほとんどは、別に勉強がしたくて小学校に入学して、その後、十年以上も学校に通うわけではありません。つまり、学校というところは、実は、勉強したい人が勉強したいことを勉強するために通うところではないのです。そうではなくて、学校というところは、本人が勉強をしたかろうがしたくなかろうが、事実上強制的に通わされて、しかも本人が勉強したい内容ではなく、あらかじめ定められた内容を、勉強させられるところなのです。これが、学校教育という制度なのです。

これはつくづく不思議な制度としか言いようがありません。どうして勉強なんかしたくもない子どもまでが、何の興味もないことまで、事実上強制的に、勉強させられなければならないのでしょうか。この点にこそ、まさに近代の科学という知識の性格が関わっています。実は学校というものは、近代になって、科学という新しい知識を人びとに教え広めるためにつくられた制度なのです。

近代になって新しく確立した科学という知識は、最も確実で正しい知識であるというだけではなく、かつてなく人間と社会を幸福にするものだと信じられました（どうしてそう信じられるようになったのかは、第3回にあらためて説明します）。したがって、この科学という知識を、できるだけ多くの人に教え広めなければならない。そう考えられて、そのために考案された画期的な教育の方法と制度が、「学校」というものだったのです。中世には、親から子へ、あるいは親方から弟子へ、というかたちで、商人なら商売の方法、職人ならものづくりの方法など、それぞれの生活に必要な知識や技術を、それぞれの生活のなかで、なかば自然に身につけていけばそれでよかったのですが、近代になると、すべての人間が学校という場所に集められて、そこで、「科学的」とされる知識を、一律かつ強制的に勉強させられるようになったわけです。それが人間と社会の「進歩」につながる、と信じられたからです。

「一斉教授」による「知識の印刷」

具体的な教育の方法について言えば、たとえば、いまはどこの学校でも、一人の教師が教室の前に立って、何十人という生徒に対して、同じ内容の知識をいっせいに教えます。「授業」というものはそういうものだと、私たちは当たり前に思っていますが、これもまた、学校教育のために開発された、近代の新しい「発明」なのです。こういう教育の方法を、教育学の用語で「一斉教授法」と言うのですが、これは「近代教育学の父」と呼ばれている十七世紀のコメニウスという教育家が発明した方法です。

この人は、できるだけ多くの知識を、できるだけ効率的に、できるだけ多くの人に教育するための新しい教育方法として、この一斉教授法を考え出し、これを、当時普及しはじめていた印刷技術にたとえて、「教刷術《きょうさつじゅつ》」と名づけました。つまり、印刷機械によって、たくさんの白い紙に同じ内容の文字をいっせいにプリントするのと同じように、子どもたちの心に、同じ内容の知識をいっせいにプリントしていけばよい、と考えたのです。子どもたちの心は白紙、教科書は原本、教師の声はインクです。教師が教室で教科書を読みあげることによって、その内容が、何十人、何百人という子どもたちの心に、いっせいに印刷されていく。これが、学校教育の目的を達成するために最もふさわしい教育方法として発明されて、基本的に、現代にまで受け継がれているのです。

そう考えると、いまの学校で、授業中にろくに生徒のほうも見ないで、淡々と教科書を読みあげているような教師は、実はある意味では、たいへん模範的な学校教師であると、言えなくもありません。もちろん、これは皮肉で言っているのですが、しかし、近代の学校の教師には、どうしてもそういう側面が、本質的に、ともなってこざるをえないのです。一人ひとり個別の生徒たちが、それぞれの人生をよりよく生きることを支援するのが教師の本質であるのだとすれば、それとは反対に、不特定多数の人間に、共通の知識を刷り込むための機械のように振る舞わなければならないこともまた、やはり近代の学校の教師の本質なのです。学校の教師というのは、実はこういう二つの本質のあいだで引き裂かれた存在なのです。それゆえに、本人も気づかないうちに、いつのまにか、子どもたちに知識を刷り込むだけの機械のような存在になってしまう可能性に、教師はいつもさらされていると考えておかなければならないのです。

学校の「工場」化

さらに時代が下って、二十世紀に入ると、フランクリン・ホビットという教育学者が登場して、学校教育の方法に大きな影響を与えました。この人は、教育学の世界では「カリキュラムの科学的研究の創始者」として有名です。学校教育の方法と内容を、より「科学的」に考えようとしたわけですが、具体的に言うと、彼は、工場での近代的で合理的な製品の生産の方法を、学校における子どもの教育の方法に、そのまま当てはめようとしました。つまり、学校とは、人間という製品を生産する工場である。そして子ども（生徒）とは、そのための原料である。こう考えたわけです。たとえば、こんにちの学校教育では、「教育目標」（あるいは「到達目標」や「指導目標」）という言葉が当たり前のように使われますが、実はこれも、工場における製品の「生産目標」に相当するものとして、ホビットが使いはじめた概念です。まずはじめに、どういう知識や技術をもった人間＝製品をつくるかを、教育目標＝生産目標として設定する。そして、その目標を達成するための教育課程＝生産工程を、合理的に設計する。そのうえで、定期的に試験＝達成度テストを課すことによって、規定の教育目標＝生産目標をちゃんと達成できているかどうかを「品質管理」する。こういう発想と方法が、学校教育に定着していくことになりました。

つまり、近代の学校教育は、これほどあからさまに、人間をモノとして扱う考え方にまで行き着いたのです。ある看護学生が、「看護学校にいると、まるで「看護師製造工場」のなかでベルトコンベヤーに乗せられているような感覚に陥ることがある」という感想をもらしているのを聞いたことがあります。これは非常に鋭い感覚と言うべきであって、たしかに、看護学校という場所もまた、少なくとも一面では、看護師という「製品」を大量生産する「工場」なのです。そして、ベルトコンベヤーによる大量生産方式というのは、あくまでも規格に沿った「同じ」製品の大量生産を目的としています。ということは、この学校という場では、生徒（学生）一人ひとりの差異や独自性、つまりいわゆる「**個別性**」というものは、必然的に、切り捨てられていくことにもなっていくわけです。

病院は人間の「修理工場」か？

このように、近代という時代になって生まれた「学校」という場所は、人間をモノとして扱い、モノを生産する工場のような場所になっていきました。別の言い方をすれば、そこでは人間の「教育」とは、個々の人間が自然に「育つ」ことを援助する営みなのではなくて、一定の型の人間を「つくる」営みになっていったのです。

さて、こう見てくると、将来皆さんのおもな職場となる「病院」という場所にも、やはり似たような性格が見出されてくるのではないでしょうか。一言で言えば、学校が人間の「生産工場」であるのだとすれば、病院は、故障した人間の「修理工場」のように見えてくるのではないでしょうか。「患者」と呼ばれる故障した機械が次々に送り込まれてきて、それをベルトコンベヤーに乗せて、片っ端から修理していくようなイメージです。医師はそこでの修理工であり、看護師は、その補助を行なうのです。

しかしそうすると、患者一人ひとりの生活を支援するという、本来の看護の本質は、どうなってしまうのでしょうか。「生活」というものは、言うまでもなく、まったく個別的なものです。その個別的な支援と、近・現代の病院という場所がもっている性格とは、まったくと言ってよいほど矛盾してしまうのです。この矛盾にこそ、こんにちの看護がはらんでいる、根本的な問題と難しさがあるのです。

第2回「近代看護」の特徴と問題
――看護の「科学化」と「脱宗教化」をめぐって

はじめに

前回は、こんにちの看護と教育の問題を考えるための前提として、現代＝近代とはどういう時代なのかということを簡単に見てみました。あらためて要点をまとめれば、現代は人間の歴史のなかでは「近代」と呼ばれている時代であって、その特徴は、「科学」という知識こそが最も確実で正しい知識、すなわち「真理」である、と考えられるようになった時代である、ということでした。近代以前の中世では、宗教（ヨーロッパではキリスト教）の教えが、疑う余地のない真理とされていたが、近代になって、人間はそういう盲目的な信念にすぎない宗教から「解放」されて、本当に確かな知識を手にすることができるようになった。したがって、この科学という最も確実な知識に基づくことによってこそ、人間と社会は真に幸福になれるにちがいない。このような信念こそが、この「近代」という時代を衝《つ》き動かしてきましたし、それはこんにちでも、基本的に変わりはありません。

前回は、このような「近代」という時代の性格が、こんにちの「学校」という場所での教育に与えている影響と、そこから生じてくる問題について考えてみました。では、看護のほうはどうでしょうか。今回はそれについて考えてみることにしましょう。

第1節　看護の「科学化」とエビデンス主義

「近代看護」の二つの特徴

これから皆さんが携わろうとしている看護という人間の活動は、十九世紀にナイチンゲールからはじまったとされています。しかし、言うまでもないことですが、たんに人間が病人を看病するとか、手当てする、あるいは看取る、というようなことは、はるか太古《たいこ》の昔から、自然に行なわれてきたことであったはずです。もちろん、古代にも中世にも、病人を看護する人はいましたし、そのための施設もありました。つまり、ナイチンゲールによってはじまったとされるのは、たんに人間の歴史のなかに普遍的に存在する看護なのではなくて、近代という時代にだけ存在する特殊な看護、そういう意味での「**近代看護**」なのです。

では、ナイチンゲール以前の看護と、それ以後の近代看護との違いは、どこにあるのでしょうか。それを考えると、これがまさに、前回に見た「近代」という時代そのものの二つの特徴に、みごとに合致していることがわかります。つまり、「科学的（サイエンス・ベースド）である」ということと、「宗教から解放」された世俗《せぞく》的な（宗教的ではない）営みである、ということです。まずは前者の側面から見てみることにしましょう。

「エビデンス・ベースド」という要求

皆さんはおそらく、看護学校に入学して以来、「**エビデンス**」という言葉をさんざん聞かされて、なかにはもう嫌気がさしているという人もいるのではないかと思います。ありとあらゆる看護計画のすべてにわたって、「エビデンス」つまり「**科学的な根拠**」を示すことが求められるのです。典型的な例を挙げると、以前、二年次の実習に行ったある学生が、清拭《せいしき》の項目を援助計画のなかに入れたところ、指導者から「エビデンスは？」と聞かれて唖然《あぜん》とした、という話がありました。「エビデンスもクソも、一週間もシャワー浴びてへんねんから、気持ち悪いに決まってるやろ」と、その学生は呆《あき》れ返っていました。しかし、残念ながら、これでは近代の看護師としては失格なのです。言うまでもなく、ここにはたとえば、皮膚に汚れがたまって感染症のリスクが高まるから、といった「科学的」な「エビデンス」があります。それを明確に示して、「これこれのエビデンスに基づいて、こういう援助を行ないます」というふうに言えなければだめなのです。たぶん気持ち悪いだろうとか、きっと体を拭《ふ》いてほしがっているだろう、とかというような、あいまいで主観的な理由ではなくて、必ずこうである、確実にこうであるという、明確で客観的な根拠に、看護は基づかなければならないとされているわけです。

このように、あらゆる看護の行為に「科学的な根拠」が求められるようになったのは、まさに近代看護の大きな特徴です。ナイチンゲールは十九世紀後半の人ですが、ちょうど彼女の時代は、ヨーロッパにおいて、科学的知識に対する信頼がますます強いものになってきて、医学や生理学の研究も飛躍的に発展しはじめた時代です。そういう時代のなかで、彼女は、看護という営みも、無知や根拠のない迷信から解放されて、確かな科学的知識に裏づけられた、合理的なものにならなければならないと考えたわけです。(1)

もちろん、看護が科学的な根拠に基づいたものでなければならないというのは、さしあたって言えば当然のことでしょう。患者の立場から言っても、さしたる根拠もなく、「何となく」処置を施されたのでは、たまったものではありません。しかし、同時に、「エビデンス・ベースド」ということがあまりにも過剰に言われすぎると、これはこれで、また少しおかしなことになるのではないでしょうか。

「この人は苦しんでいる」ということのエビデンスを示せるか？

たとえば、私が患者で、「息が苦しい」と訴えたとします。さて、そのときに、たんに「本人がそう訴えているから」という理由（根拠）だけで、それに対する何らかの援助を施してもよいものでしょうか。私は嘘をついているのかもしれません。だとすれば、やはり私の息が苦しいということの、科学的なエビデンス（根拠）を示さなければならないのでしょうか。しかし、そうであるとすれば、はたして、私が本当に息が苦しいということを、いったいどうやって科学的にエビデンス（証明）することができるのでしょうか。

もちろん、たとえば、血中酸素濃度の数値を測定すればよい、ということが、すぐに思いつくでしょう。酸素濃度が低ければ、たしかにこの人は息が苦しいと感じているはずだということになりそうですし、逆に正常であれば、こいつは本当は苦しいはずがない、ということになりそうです。しかし、そんなことは全然ありません。なぜなら、これも本来は言うまでもないことであるはずですが、たとえ酸素濃度の数値が正常であったとしても、それでもなお、私が主観的な感覚として、息が苦しいと本当に感じている可能性は、いくらでもあるからです。だとすれば、私は本当に息が苦しいのか、それとも嘘をついているだけなのか、いったい何を基準にして判断すればよいのでしょうか。

さらに言えば、仮に私が嘘をついているのだとしても、そこにはなお、さまざまな可能性があります。私はたんに美人な看護師さんの気を引きたいだけなのかもしれません。あるいは、入院生活が寂しく、孤独な思いをしているから、誰かにかまってほしいあまり、ついそんな嘘をついてしまったのかもしれません。同じ嘘でも、前者は取るに足りない嘘ですが、後者はかなり切実で、捨て置けない嘘です。しかしこういったことは、いったい何を根拠にして、判断したり解釈したりすればよいのでしょうか。そしてその判断や解釈が「正しい」ものであるという「エビデンス」は、いったいどのようにして示すことができるのでしょうか。

これは要するに、私たちは相手の訴えかけを、どのような態度で受けとめ、どのように判断したり解釈したりすればよいのかという、対人援助のための最も基本的な問題です。ところが、その最も基本的な事柄に関して、科学的なエビデンスなるものは、実はほとんど役に立たないのです。

にもかかわらず、そこに過剰なエビデンス主義をもちこむと、明らかにおかしなことになります。実は、いま挙げた例は、私が考えたものではありません。実際に、こんにちの看護の現場で、「息が苦しい」と訴えている患者に対して、「メーターの数値は正常だから大丈夫です」と言ってすませてしまうような看護師が増えていて、問題になっているそうです。私の友人にも、入院中、夜中に激痛を感じて看護師に訴えたのに、「数値は正常ですから」と言って取りあってもらえず、たんに「痛みに弱いおおげさな人」として扱われた、という人がいました（結局、翌朝医師に検査してもらって痛みの原因がわかるまで、ひたすら耐え続けたそうです）。これは明らかに、過剰なエビデンス主義、つまり科学的なエビデンスを示すことができる事実だけが確実であると考える、極端で一面的な科学主義に基づく看護（と看護教育）がもたらした結果であると言わなければなりません。

第２節　ナイチンゲールは看護を「脱宗教化」したのか？

看護の「職業」化

では、「近代」のもう一つの特徴である「宗教からの解放」の側面についてはどうでしょうか。皆さんのなかに、看護という仕事が宗教的な活動であると考えている人は、まずいないでしょう。言うまでもなく、こんにちの看護は、あくまでも世俗的な職業の一つです。
しかし、実はかつて看護は、キリスト教の理念に基づいた宗教的な活動の一環として行なわれていました。こんにちのように、それがキリスト教という宗教から離れて、世俗的な職業の一つとして確立したのは、近代になってからのことです。そして、その「看護の職業化」に大きく貢献したのが、「近代看護の母」と呼ばれるナイチンゲールでした。

おおざっぱに言うと、中世の看護は宗教的な活動でしたから、それはいわば、一種のボランティアだったわけです。しかしナイチンゲールは、看護という活動が、たんにボランティア精神に頼るだけでは弱い。きちんとした収入のある「職業」として確立することによって、はじめてそれは持続的な活動となるのだというふうに考えて、「看護学校」という職業訓練学校を設立したりしました。そしてそこで、前節で触れたように、科学的な根拠に基づいた教育と訓練を行なうことによって、専門職としての看護師という職業を確立した、とされています。ですから、一部の看護学の教科書では、ナイチンゲールの歴史的意義は「**看護の脱宗教化**」である、と説明されたりもしているようです。

ナイチンゲールは看護を「脱宗教化」したのか?

しかし、実はこの「脱宗教化」という言い方には、本当はかなり注意が必要です。というのは、この「看護の脱宗教化」という言葉だけを聞くと、あたかも、看護という活動が宗教的な価値観や信念とはまったく無関係なものになった、というような意味に受けとれないでしょうか。たしかに、こんにちの看護はそういうものになっています。しかしそうすると、そういう、まったく非宗教的な価値観に基づく活動としての「近代看護」を確立したのがナイチンゲールである、というふうに、この説明は聞こえるのではないでしょうか。

もし、「脱宗教化」という言葉を、そういう意味に受けとるのであれば、これは必ずしも正確ではありません。少なくともナイチンゲール自身は、そういう意味で看護を「脱宗教化」しようとしたのではないのです。

言うまでもないことですが、ナイチンゲール自身はクリスチャン（キリスト教徒）です。しかも、非常に熱心なクリスチャンだったと言ってよいでしょう。あまり知られていませんが、彼女は看護の実践家であったと同時に、たいへんな知識人でもあって、彼女には、「信仰とは何か」というような問いについての、きわめて哲学的な考察を記した著作もあります。これは『思索への示唆』というタイトルの非常に分厚い著作で、日本では『ナイチンゲール著作集』（現代社）の第三巻に、その一部分が翻訳されています。これなどを読むと、いかに彼女が「神」を熱心に信仰していたかが、よくわかります。

つまり、そもそもなぜナイチンゲールはあれほど熱心に看護という活動を行なったのかと考えると、その精神的な背景には、明らかにキリスト教という宗教の「信仰」があったと考えられるわけです。これは有名なエピソードですが、彼女は一八五三年のクリミア戦争で活躍して、いちやく有名人になり、「クリミアの天使」などと呼ばれるようになりましたが（ちなみに「白衣の天使」という形容もここから来ています）、彼女自身はそういうもてはやされ方を嫌って、「天使とは、美しい花をまき散らす者ではなく、悩み苦しむ者のために戦う者である」と言ったと言われています。ここにも、「苦しむ人の友であれ」という、キリスト教的な価値観が如実《にょじつ》に現われていると言えます。

要するに、彼女が看護を「職業」として確立しようとしたことも、「科学的」なものにしようとしたことも事実ですが、そもそもそういう彼女の活動自体が、「宗教的」な動機に衝き動かされたものであったのです。

「看護の脱宗教化」への危機意識

見落とされがちですが、これは実は、非常に重要な問題なのです。というのは、もし彼女が、看護を宗教的な価値観や信念から切り離すという意味での「看護の脱宗教化」を意図していたわけではなく、むしろ逆に、看護という活動は宗教的な価値観に支えられたもの、あるいは支えられるべきものであると考えていたのであれば、こんにちの看護は、実は彼女自身が本当に望んでいたものとは、非常に違ったものになってしまっているのではないかとも、考えられてくるからです。

このことをあらためて考えさせてくれる、一冊の本があります。『ナイチンゲール書簡集』と題された本で、彼女が晩年、看護学校の学生たちに宛《あ》てた手紙をまとめたものです。

この書簡集を読んで、まず印象的なことは、ほとんどすべてのページにと言ってもいいくらい、聖書の言葉が引用されていることです。「聖書にこう書かれているように、あなたがたもこうでありなさい」とか、「キリストがこうであったように、あなたがたもそれにならいなさい」とかというかたちで、看護師とはどのような存在であるべきかを、学生たちに説いているのです。せっかくですので、そのいくつかを実際に読んでみましょう。

病んでいる肉体を適切に看護すること、それもたしかに愛です。病める心や悩み疲れた人々に忍耐強く適切な看護をすること、それはさらに大きな愛です。しかしそれより以上にもっと大きな愛があります。それはたとえば、私たちに対して不善なる人にも善を行ない、私たちに対してつらく当たる人にも好意をもって接し、私たちの好意を素直に受け入れてくれない人に対しても愛をもって仕え、私たちが侮辱《ぶじょく》を受けたときにも、また受けたと思われたときにも、またもっとひどく傷つけられたときでも、相手をその場で許すということなのです。〔……〕意地悪く私たちを扱う人にも仕え、感謝もなく気もむずかしい患者をも看護していくには、それにもましてどれだけ多くの忍耐と愛とを私たちは要することでしょうか！

その点において私たち看護婦は、自分を「恵まれた女」〔聖書のなかで聖母マリアを指す表現〕とよんでもよいでしょう。それは、私たちが、これら三つの愛を絶えず働かせながら、神から与えられた仕事を為《な》し遂げていくことができるからです。

私たちはたいてい子供のころに祈ることを教えられてきました。私たちがまさに実生活の入口に立ったとき、つまり私たちにいちばん祈りの必要なときに、祈りを捨て去ってしまうことは、何か悲しい割り切れない感じがします。宗教的な深みのない生活は薄っぺらなものです。とりわけ病院で働く生活の場合はそうです。〔……〕もし私たちが正しい宗教的な感受性と目標とをもたないとしたら――それが《あれば》最高のものとなるはずの――病院勤めの生活も、それらが《ない》ために、たんに決まりきった日課と空騒《から》ぎ、しかも非常に苛酷な日課と忙しさの場になり下がってしまうのです。(2)

これはほんの一例で、この書簡集は全編がこんな調子で書かれています。いったい、これらの文章のどこが「脱宗教化」しているのでしょうか。明らかに彼女は、看護師がキリスト教の信仰を失ってはならない、と警告しているのです。いちおう断っておきますと、たしかにこの手紙は、十九世紀後半のイギリスの看護学生に宛てられたものですから、読み手のほとんどはクリスチャンです。ですから、そういう読み手を想定して、意図的にキリスト教を前面に出した語り方をしているという側面も、あることはあるでしょう。しかしそれを考慮するとしても、やはりナイチンゲールが、看護という仕事は、キリスト教の信仰に裏づけられてこそ、はじめてその本来の姿をとるものであると考えていたことは、まちがいないと言ってよいでしょう。

とりわけ、引用した二つめの文章は、たいへん示唆的です。彼女は、看護という仕事から「宗教的な感受性と目標」が失われてしまったら、それはたんなる事務的な作業になってしまい、看護師本人にとっても、たんに過酷なだけで無意味な労働になってしまうだろう、と言っています。こんにちの看護は、まさにそうなりつつあるのではないでしょうか。

宗教とスピリチュアル・ケア

さらに、この書簡集には、次のような文章も出てきます。

看護婦でありつづけるかぎり、私たちは常に患者と共にいるのです。そして、生きつづけようとしている人々や、死にゆこうとしている人々、あるいは、私たちのほかには彼らのために永遠の神と救世主への祈りを捧げる人もいない臨終の患者や、「看護婦さん、どうしてこんなに暗いの？」と叫びながら死んでいくいたいけな子供たち、これらの人を前にして私たちが、自分には宗教からくる慰めや贈りものはおろか、時にかなった一言の言葉も持ち合わせがないことに気がついたとしたらどうでしょう。そのとき私たちは、いま自分でも感じていない自分の足りなさを、患者に感じて申し訳なく思うでしょう。患者のためにも見習《みならい》生のためにも、あなた方が誘惑に負けることなく、聖なる神への「畏敬《いけい》」の念〔かしこまり敬《うやま》うこと〕をもち続けてほしい、と私は願うのです。(3)

いささか時代を感じさせないでもない文章ですが、これをもう少しいまふうにアレンジして言い換えれば、要するに、患者が孤独や死の不安といった精神的な悩みや苦しみを抱えている場合、もし看護師が「宗教からくる慰め」をもっていないのだとしたら、いったいどうやってそれをケアすることができるのですか、と彼女は問いかけているのです。つまりこれは、まさにこんにちのいわゆる「**スピリチュアル・ケア**」の問題を指摘しているものとして、読むことができるのです。

日本では一九九〇年代からとくに二〇〇〇年代に入って、看護や教育における「スピリチュアル・ケア」という問題が、頻繁に取り上げられるようになってきました。この「**スピリチュアル**」という概念は、使う人や場合によってずいぶん意味が違ったり、具体的に何を指しているのかをうまく定義することが難しかったりする、なかなか厄介な概念ですが、それについてはまた別の回に考えてみるつもりにしています（第8回と第9回を参照）。さしあたって言えば、「スピリチュアル」な苦しみとは、生きる意味や苦しみの意味をめぐる苦悩（「なぜ私がこんな目にあわなければならないのか」「こんなつらい思いをしてまで生きることに、いったい何の意味があるのか」）とか、死の不安（「死ぬのがこわい」「死んだらどうなるのか」）とか、あるいは病や死がもたらす深い孤独とか、そういうものを指しています。そして、そういう、いわば人間が「生きる」ことと「死ぬ」ことの最も深い次元に関わる問題であるため、そこには宗教、あるいは宗教的な考え方が関わってくることも、やはりしばしばあります。WHO（世界保健機関）も、ある文書のなかで、一方では「「スピリチュアル」は「宗教的」と同じではない」と慎重に断りながらも、他方では「宗教的な要素が含まれている」とも言っています。

ナイチンゲールは、患者のそういう「スピリチュアル」な苦しみを前にして、看護師が「宗教からくる慰め」を与えることができないと知ったとき、「自分の足りなさを、患者に感じて申し訳なく思うでしょう」と言っています。これこそまさに、二十世紀後半の医療と看護（教育もそうですが）が直面した問題だったのではないでしょうか。近代の医療と看護は、世俗的な職業として確立し、科学的な専門性を獲得したことによって、人間の物理的な意味での「生存」を維持することについては、画期的な進歩を遂げました。しかしその反面で、患者の精神的（スピリチュアル）な側面への配慮、とりわけ、死に直面する終末期におけるそれを、あまりにもおろそかにしてきたのではないか。そういう反省が、二十世紀後半になって生まれてきたものの、しかし、ではいったいどうすれば、そういうスピリチュアルな苦しみに対して、何らかのケアを施すことができるのかと、私たちはいま、困惑してしまっているのです。ナイチンゲールが約百年前に、「看護から宗教的な精神が失われてしまったら、そうなってしまいますよ」と警告したことが、まさに現実になっていると見ることができるのです。

コラム１　医療・看護とキリスト教

医療や看護という活動は、もともとはキリスト教から生まれたものであり、ナイチンゲールもまた、看護はキリスト教の価値観に基づくものであると考えていたと言いました。とはいえ、私たち日本人の多くにとっては、キリスト教という宗教はあまりなじみのないものです。そこで、ここではキリスト教とはどのような宗教であり、どうしてそれが医療・看護の起源となったのか、ごく簡単に見ておくことにしましょう。

キリスト教の起源

第１回の授業で、キリスト教はもともとユダヤ教のなかから生まれてきたものだったと言いました。私たちがいまたんに「聖書」と呼んでいるキリスト教の聖書は、「旧約聖書」と「新約聖書」の二つから成り立っていますが、このうち、キリスト教が「旧約（旧《ふる》い約束）」と呼んでいるものが、ユダヤ教の聖書に当たります。ここには、いつの日か「救世主（ヘブライ語でメシア、ギリシア語でキリスト）」を派遣して、ユダヤ人を苦しみから解放するという、神の約束が書かれています。ところが紀元一世紀頃、イエスという一人の男が、我こそがそのメシアであると宣言して、教えを広めはじめました。これはユダヤ教の立場から見ればとんでもない冒瀆《ぼうとく》（神聖なものを汚すこと）ですから、イエスは逮捕され、十字架につけられて処刑されました。その後、このイエスをメシア（キリスト）であると信じ続ける人たちが「キリスト教徒」と呼ばれるようになり、彼らがイエスの教えを、神の人間に対する「新しい約束」としてまとめました。これが「新約聖書」です。

キリスト教における「苦しみ」の意味

イエスが十字架につけられて処刑された出来事は、「キリストの受難《じゅなん》（受苦《じゅく》）」と呼ばれていますが、このときにイエスは、人々から侮辱され、虐待され、さらには最愛の弟子たちにも裏切られたり見捨てられたりと、ほとんどありとあらゆる身体的・精神的な苦しみを受けています。ところが、キリスト教という宗教の非常に特徴的な点は、このいわば「最も苦しんだ人間」であるイエスをこそ、「神」として礼拝《れいはい》するというところです。そうすると、ここから、この世で苦しみを受けている人間は、いわばキリストの化身《けしん》（姿を変えてこの世に現われること）のようなものであり、したがってこの世の中で最も大事にされなければならない存在である、というような見方が出てきます。実際、聖書のなかには、「あなたがたが、病気、貧しさ、孤独のなかで苦しんでいる人間に対して行なうことは、私（キリスト）に対して行なうことなのだ」という言葉もあります。

このような教えがあるため、キリスト教という宗教には、病人や障害者に対する慈善（チャリティー＝愛）

的な活動に積極的に取り組み、それを社会的に組織していこうとする傾向が、世界の諸宗教のなかでも、比較的強くあります。そこから、医療と看護のための社会的な活動が生まれてきたのです。

「病院」の起源

たとえば、「病院」という施設も、もともとは中世のヨーロッパにおける巡礼者《じゅんれいしゃ》（聖地を訪ねて旅をする人）のための宿泊施設で、そこで病人や怪我人を看護したことに、その起源をもっています。この施設は、ラテン語（中世ヨーロッパの言語）でホスピティウム（hospitium）と呼ばれ、これがホスピタル（hospital）の語源になりました。なお、ホスピティウムとは、「旅人をあたたかくもてなす場所」というほどの意味です。

ところで、ホスピタルとよく似た言葉に、ホスピスがあります。ご存じのように、これはおもに終末期のケアや看取りを行なう施設ですが、このホスピスという言葉も、ホスピティウムから来ています。ホスピスという施設は、いわば、もともと病院（ホスピティウム）がもっていたホスピタリティ（歓待《かんたい》＝あたたかくもてなすこと）を、現代にもう一度取り戻そうという意味で、つくられはじめたものでもあったわけです。

シスターたちによる看護活動

中世には、おもにこのホスピティウムという場所を中心として、看護活動が行なわれていました。それを担《にな》ったのは、シスターと呼ばれる女性たちです。シスター（修道女《しゅうどうじょ》）とは、結婚をせず、世俗の世界との縁を切って修道院《しゅうどういん》（日本で言うお寺のようなもの）に入り、そこで、祈り・労働・教育などを中心とした宗教的な生活を送る女性たちのことです。有名なマザー・テレサもシスターです。

中世の看護は、おもにこのシスターたちによって行なわれた、いわば社会的で宗教的なボランティア活動だったわけです。ナイチンゲール以降、看護はこんにちのような世俗的な職業として確立されていったとされるわけですが、それでも、彼女の時代にはまだ、看護を中心的に担ったのは依然《いぜん》としてシスターたちでした。クリミア戦争の際にナイチンゲールが率いた看護師団も、その大半はシスターでした。看護師が本格的にこんにちのような世俗的な職業になっていくのは、二十世紀に入ってからのことです。そう考えると、看護の「脱宗教化」という現象は、長く見積もってもまだ百年程度の歴史しかもたない、非常に新しい現象なのです。このことが、医療や看護にどのような結果をもたらすことになるのかは、実はまだまだわからないと言わなければならないのです。

まとめ

以上、今回は、近代化した看護の特徴と、それがもたらした新たな問題について、おおまかに考えてみました。あらためて要点をまとめてみましょう。

①「近代」という時代の大きな特徴は、「科学」という知識に対する（絶対的な）信頼と、「宗教からの解放」にある。近代の看護も、まさにこの二つの特徴をもっている。

②近代の看護は、科学的な根拠に基づくべきものとされるようになった（いわゆるＥＢＮ＝Evidence《エビデンス》 Based《ベースド》 Nursing《ナーシング》）。しかし、過剰なエビデンス主義は、その反面で、科学的なエビデンスを示すことが難しい（またはできない）事柄を、看護のなかから削《そ》ぎ落とす傾向を生じさせる。たとえば、目の前の人が「苦しんでいるかどうか」というような、きわめて単純な事柄についてさえ、その科学

的なエビデンスを示すことは難しい。だとすれば、私たちはそういう事柄に対して、どのようにアプローチすればよいのかという問題が残る。

③　中世の看護は宗教的な活動の一環であったが、近代になって、世俗的な職業となった。そのことを指して看護の「脱宗教化」というのは正しいが、しかしその意味での看護の「脱宗教化」に貢献したナイチンゲール自身は、看護がキリスト教的な価値観や信念そのものを失うことまでは望んでいなかった。彼女はむしろ、看護師は強い信仰をもっていなければならないとさえ考えていたとも言える。だとすれば、基本的には完全に世俗化して、いっさいの宗教性を失ったこんにちの看護は、実はナイチンゲールが看護の本質であると考えていたものを、失ってしまった可能性がある。

④　その最たるものが、こんにち「スピリチュアル」という概念で指し示される事柄である。ナイチンゲールは、もし看護師が宗教的な信仰を失ってしまったら、患者の孤独や死の不安といった精神的な苦しみを、いったいどうやってケアするのかと問いかけている。これはまさに現代の問題そのものであり、いわば現代の看護は、中世や近代初期の看護が宗教に基づいて行なっていたケアを、宗教なしに行なうという、困難で新しい課題に直面していると言える。

さしあたり、このような問題を指摘することができるでしょう。もちろん、これは非常に大きな問題であり、非常に難しい問題です。「だからこうすればよい」というような、簡単な答えを出せるような問題では、とうていありません。しかし、少なくとも、こういう問題があるということ、そして、どうしてこういう問題が生じているのかを、ある程度、論理的に整理して考えておくことは必要です。問題を自覚しておけば、その解決の糸口は、今後のさまざまな実践を通じて、少しずつ見えてくるかもしれないからです。次回からは、それをもう少し具体的に、詳しく考えていくことにしましょう。

（1）ただし、たとえば『看護覚え書』を読んでみると、彼女自身が看護の最も重要な基礎と考えて再三力説しているのは、あくまでも「観察と経験」であって、必ずしも「科学的知識」ではありません。彼女は、看護師が「実験室の科学」の知識に安易に頼って、自分自身の生《なま》の「観察と経験」をおろそかにすることを、厳しく戒《いまし》めてさえいます。このことがもっている重要な意味については、今後の授業のなかであらためて考えていきたいと思います。

（2）『新訳・ナイチンゲール書簡集』（湯槇ます編訳、現代社、一九七七年）二二五－二二六、三三三－三三四頁（『ナイチンゲール著作集　第三巻』現代社、一九七七年、二八〇－二八一、二八五頁）。

（3）同上、三六頁（『ナイチンゲール著作集　第三巻』、二八七頁）。

第3回　「科学」とは何か
――近代科学の起源、性格、力

はじめに

前回と前々回とでは、近代の教育と看護がもっている特徴と、同時にそれがもたらした新たな問題について考えてみました。何と言っても、そのいちばんの特徴は、「科学的」であるという点、または「科学的」でなければならないと考えられているという点に尽きると言ってよいでしょう。

しかし、なぜ近代という時代は、これほど「科学的」であることが重視されるのでしょうか。そもそも「科学的」であるとはどういうことなのでしょうか。そしてそれが「正しい」知識であるという根拠は、どこにあるのでしょうか。今回からは、何回かに分けて、このような事柄について考えていきたいと思います。そこを見ることによって、「サイエンス・ベースド」な近代の看護と教育の問題が、なぜ、どのように、生じてきているのかということも、よりよく見えてくると思われるからです。

第1節　科学の起源――キリスト教の合理的自然観

近代科学のキリスト教的起源

まずは、そもそも科学という知識が、いつ頃、どのようにして生まれてきたのかという、起源と歴史を振り返ってみることにしましょう。一見、遠回りのようですが、実はここを見ることが、科学なるものの根本的な性格を考えるには、むしろいちばんの近道なのです。

第1回の授業で、近代の科学は、ルネサンスをきっかけにして、中世のキリスト教から「解放」されることによって生まれたものだ、という説明をしました。しかし、このような歴史の見方は、実はきわめて一面的です。実は、科学というものは、むしろキリスト教のなかから生まれてきたものであるという側面を、非常に強くもっています。ここを見ないと、科学というものの根本的な性格も、なぜそれがそれほど重視されるようになったのかも、なかなか見えてきません(1)。

古代ギリシアの合理的自然観

そもそも、古代は理性を重んじた哲学の時代だったが、中世は宗教という非合理な迷信が支配した時代だった、という見方自体、本当はきわめて一面的です。むしろ事実は、キリスト教という宗教は、そもそもその成立の時点で、いわばギリシア哲学と融合してできているのです。**第1回**にも見たように、初期のキリスト教徒たちがギリシア地方にキリスト教を伝えようとした頃、そこにはすでに千年近い哲学の伝統がありました。そこで彼らは、まずギリシア哲学を勉強して、そのギリシア哲学の言葉で、キリスト教の考え方を説明しようとしたのです（そのため、新約聖書はギリシア語で書かれています）。

そして、その際にとくにキーワードになったのが、「**ロゴス**（logos）」という言葉でした。これはギリシア哲学のいちばん中心的と言ってもよい概念で、「論理」「理性」「言葉」あるいは「ことわり」「意味」といった、さまざまなニュアンスをもっています。アルファベットのつづりを見てもわかるとおり、英語の「ロジック（logic）」や、「○○学」と言うときの「〜logy《ロジー》」の語源にもなっています。

第1回の授業のなかで、「理性」とは、物事を論理的に考える人間の能力のことだと言いました。しかし、この「理性（ロゴス）」という言葉には、世界（自然）がそれによって成り立っている根本的な原理、というほどの、もう少し広い意味も含まれています。世界がロゴス（論理）によって成り立っている、というわけですから、要するに古代ギリシアの哲学者たちは、世界は「合理的」にできていて、したがってそこには必ず何らかの「**法則**」があるはずだ、と考えたわけです。そして、人間が自分の理性に基づいて物事を論理的に考えることによって、世界の合理的な法則を解明することが「哲学」だったのです。

なお、「哲学」と聞くと、いまではいかにも「文系」の学問というイメージがありますが、古代の哲学のなかで最も重視されたのは、数学と幾何学《きかがく》（図形）でした。なぜなら、数学こそは、最も論理的で客観的な知識であり、したがって、世界の根本的な原理であるロゴスを最も忠実に語ることができる言葉であると考えられたからです。古代ギリシアの最も代表的な哲学者であるプラトンも、**「世界は数学でできている」**と固く信じていました。

キリスト教とギリシア哲学の融合

ギリシアにキリスト教を伝えようとした初期のキリスト教徒たちは、この「ロゴス」という言葉に注目しました。そして、いわば、その「ロゴス」という世界の根本的な原理こそ、私たちキリスト教徒が「神」と呼んでいるものだ、というふうな説明の仕方をしたのです。たとえば、旧約聖書の「創世記」には、世界は「神の言葉」によってつくられたと書かれています。初期のキリスト教徒たちは、この「神の言葉」を「ロゴス」と翻訳しました。新約聖書のなかには、「ロゴスは神であった」という文章も出てきます。

こうして、古代ギリシア哲学の特徴であった合理的自然観（自然は合理的に成り立っているから、そこには必ず法則があるという考え方）が、神の世界創造というキリスト教の教理と融合して、いわばキリスト教的自然観に姿を変えて、中世の時代に受け継がれていくことになったのです。その点で、実は、キリスト教という宗教ほど、理性や合理性を重視する宗教は、ほかにないとさえ言ってもいいくらいなのです。

神・人間・自然

ところで、キリスト教では、神は世界をつくり、さらに人間をつくったとされています。そしてそこ

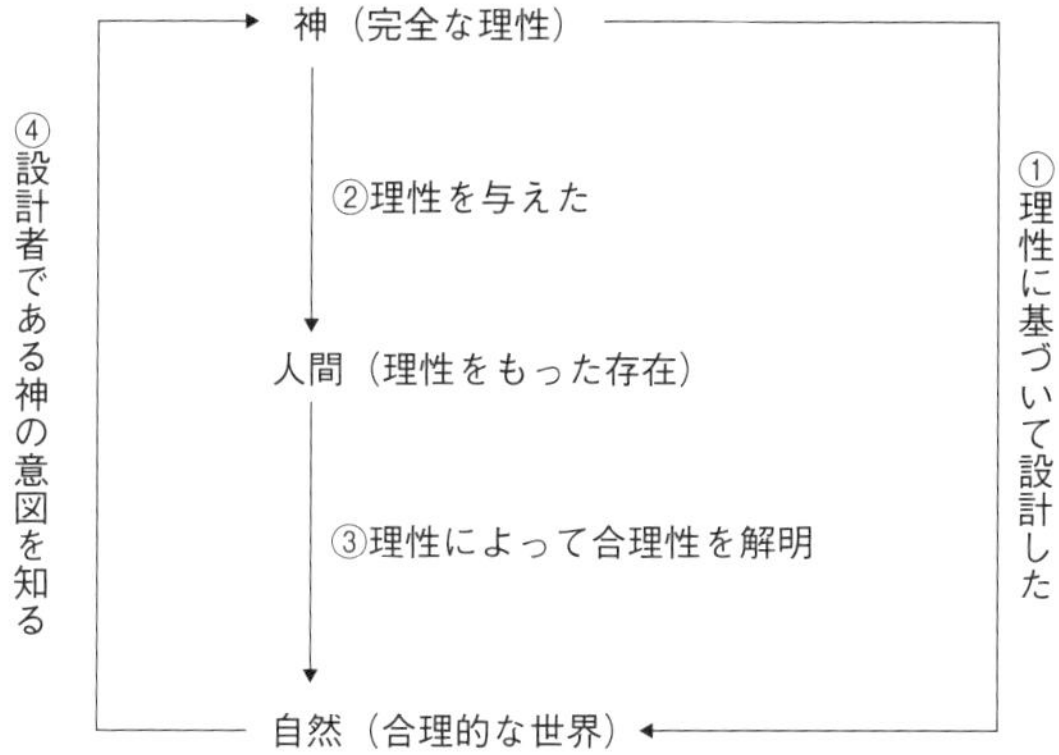

図３－１　近代科学の起源――中世における神－人間－自然の関係

には、「人間は神に似せてつくられた」と書かれています。人間は、「ロゴス（理性）」である神に似せてつくられた、というわけですから、これは結局、人間は「理性をもった存在」である、という意味になります。世界は理性である神によってつくられ、人間は、その神の理性を、神のように完全なものではないにせよ、分け与えられた存在である、ということになるわけです。このような神と人間と自然についての考え方を、ものすごく単純化して図式化すると、たとえば図３－１のようになります。これが、のちに「科学」というものが登場してくる、その前提になっていきます。

図のなかにつけた番号の順に見ていくと、それがよくわかると思います。まず、大前提として、①「完全な理性」である神が、その理性に基づいて、自然世界をつくったとされます。いわば、神は自然を合理的に「設計」してつくった、と考えられたわけです。そして同時に、②人間はその神の理性を分け与えられた存在である。したがって、③人間は、その神に与えられた理性を用いることによって、その同じ理性によってつくられている自然が、どういう仕組みで成り立っているのかを解明することができる、と考えられました。そしてさらに、④その自然の仕組みを知るということは、神がこの自然世界をどのような世界としてつくったのかという、神の意図を知ることにつながる、とも考えられたわけです。

「自然についての知識」がもっていた意味

このように、自然の合理的な仕組み、すなわち「**自然法則**」を解明するということは、中世において、非常に重要な「宗教的」な意味をもっていました。それゆえに、実は中世という時代を通じて、「自然法則」の研究はずっと地道に進められていたのです。そして、のちに「近代科学の父」と呼ばれることになるガリレオやニュートンといった人たちも、このような考え方のなかで登場してくることになるのです。

これは意外に重要なことですので、もう少し詳しく見ておくと、たとえばガリレオは、「神は二つの書物を書いた」という表現を用いています。「二つの書物」とは、「聖書」と「自然」のことです。そして彼は、聖書は「人間の言葉」で書かれているが、自然は「**数学の言葉**」で書かれている、と言っています。この二つの言葉で、二つの書物を解読することによって、人間はその書き手である神の意図をよりよく知ることができ、神がつくった人間と自然の秩序をよりよく知ることができる、と考えられていたわけです。これが、中世の人たちにとって、「知識」というものがもっていた意味だったのです。

そもそも、「知識」なるものは、人間にとってどのような意味をもっているのか。なぜ人間は、自然の仕組みや法則を研究して、「知識」などというものを獲得しようとするのか。ましてや、なぜそんなものを「教育」されなければならないのか。中世の人たちにとって、その答えは、神がつくった人間と自然の秩序を知り、それを維持するため、ということだったのです。これは、ガリレオよりもさらに百年後、十七世紀のニュートンにとっても、完全にそうでした。驚くべきことに、彼は「自然についての知識というものは、それによってより深く神を知ろうとするものでなければ、何の意味もないものだ」とまで言っています。同じ「自然についての知識」でも、それがもっている「意味」が、こんにちとは全然違っていた、ということに注意しておいてください。

第２節　近代科学の登場――知識の「脱宗教化」

中世自然哲学と近代自然科学

このように、中世においては、「自然についての知識」は、すなわち「神についての知識」でもある、という意味をもっていました。このような意味での自然についての知識を、ここでは「中世自然哲学」と呼んでおきましょう。実際、この時代には、まだこんにちのような意味での「科学」という言葉の使い方はなく、自然についての研究はすべて「自然哲学」と呼ばれていました。

しかし言うまでもなく、私たちの考える科学、つまり「近代自然科学」の知識は、キリスト教とは何の関係もないものです。つまり、私たちにとっては、「自然についての知識」と「神についての知識」

とは完全に切り離されていて、まったく何の関係もありません。実は本来、科学とは何かということを考える際の、いちばんのポイントはここにあります。自然についての知識が、キリスト教と切り離されて宗教的な意味を失ったとき、つまりまさに知識そのものが「脱宗教化」したとき、そこにはじめて「科学」というものが成立し、そこから「近代」という時代がはじまると考えなければならないのです。

では、なぜそのような変化が起こったのか。また、その変化が人間にとってどのような意味をもっているのか。それらの点について、引き続いて見ていくことにしましょう。

機械論的自然観の登場

「自然についての知識」が、もともとのキリスト教的な意味を失い、「脱宗教化」する、そのいちばんのきっかけになったのは、「**機械論的自然観**」と呼ばれる考え方が生まれてきたことであると考えることができます。これは文字どおり、自然（宇宙）を、一個の巨大で精密な機械のようなものだと考える考え方、世界の見方です。

前節で見た、古代・中世の合理的な自然観を突きつめれば、こういう考え方が出てくるということは、比較的理解しやすいでしょう。「合理的な法則で設計されてつくられているもの」というのは、要するに機械のようなものということです。実際、中世における神と自然との関係は、しばしば時計職人と時計との関係にたとえられました。合理的な構造をもつ機械と、その設計者との関係です。

時計という機械は、時間を示すという目的をもち、その目的を実現するために、一定の間隔で針が動くように、人間（時計職人）が合理的に設計してつくったものです。そして考えてみれば、自然のなかに存在しているものも、同じように、何らかの目的を実現するために合理的に設計されてつくられています。人間の身体のことを考えてみれば、わかりやすいでしょう。たとえば心臓は、血液を循環させるという目的をもち、その目的を実現するための、非常に複雑で合理的な仕組みをもっています。現代の技術でさえ、心臓の機能を再現するためには、かなり巨大な機械が必要ですし、心臓よりもさらに複雑な構造と機能をもつ肝臓に至っては、いまだにそれを機械で再現することは不可能です。

そうすると、時計のような比較的単純な機械でさえ、それをつくるには、人間の理性によるかなり高度な設計が必要であるというのに、まして、時計などとは比較にならないほど複雑で精密な構造と機能をもつ自然という世界は、人間の理性などをはるかに超えた「完全な理性」によって設計されてつくられたとしか考えられない。それが「神」である、と当時の人たちは考えたわけです。

このように、この自然という世界は、完全な理性である神によって設計された「完全な機械」である、と考える考え方が、十七世紀頃になると、とくに強くなってきました。ニュートンはその典型で、彼は著作のなかで、「この自然という「偉大な時計」は……」という表現を用いたりしています。

神と自然の切り離し

この機械論的自然観そのものは、いま見たように、「完全な理性」である神と、その神によってつくられた世界という、典型的にキリスト教的な考え方です。ところが、この典型的にキリスト教的な考え方であったはずの機械論的自然観が、その後、「自然についての知識」がキリスト教から切り離される、その決定的なきっかけを与えることになります。

というのは、機械というものは、誰かによってつくられた時点で、その作り手の手を離れて、それ自体で自動的に動き続けるものです。時計は、最初は時計職人が設計してつくるわけですが、一度それが完成したら、あとは職人がいちいち針を動かしたりネジを巻いたりしなくても、自動的に動きます。人間がつくった「不完全な機械」でさえそうなのですから、「完全な理性」によって設計された「完全な機械」であれば、なおさらでしょう。つまり、自然は神によって設計された完全な機械であるからこそ、それはもはや神の手を離れている、という考え方が、ここに生まれてくることになるのです。「もはや神の手を離れている」というのは、言い換えれば、「神はもはや自然を支配してはいない」ということです。自然は神が動かしているのではなくて、**機械的な法則**に従って自動的に動いているだけである。自然のなかで起こる出来事も、「神の意志」によって引き起こされているのではなくて、たんに機械的な法則によって自動的に生じているものにすぎない。こういう新しい自然観が、生まれてくることになったのです。たとえば、地震のような天災は、かつては、まさに「天災」という日本語にも現われているように、天（神）の意志によって与えられた災《わざわ》いであり、したがってそこには、いわば神の人間に対するメッセージが含まれていると信じられていました。しかし、それは実は「神の意志」などとは何の関係もなく、たんに「自然の**メカニズム**（機械的な法則）」によって起こっただけなのだ、ということにもなるわけです。(2) こうして「神」と「自然」とが切り離され、「自然についての知識」が、

「神」とは何の関係もないものになっていきました。ここに、「脱宗教化」された「科学的知識」というものが成立したのです。

第３節　近代科学がもたらしたもの――人間による「自然の支配」

「科学」による「自然の支配」

さて、ここできわめて重要なことは、こうして「自然についての知識」が「脱宗教化」されたことによって、それが人間にとってもつ「意味」もまた、大きく変化したということです。キリスト教と結びついていた中世の自然哲学においては、「自然についての知識」は、自然の作者である神について知るという意味と目的をもっていました。ニュートンでさえ、そうでなければ「自然についての知識」は何の意味もないものになってしまう、と言っていたことを思い出してください。まさにそのとおりになったわけです。では、私たち近代の人間にとって、「自然についての知識」というものは、いったいどのような意味をもっているのでしょうか。

近代の人間は、ここに新しい意味と目的を発見しました。それは一言で言えば、「**自然を支配する**」ということです。人間が自然を支配し、自然現象を意のままにコントロール（操作）する、ということこそが、「自然についての知識」がもっている人間にとっての意味であり、人間が知識を獲得することの目的である、と考えられるようになったのです。

どうしてそう考えられるようになったのかという点については、さしあたり、二つのことを指摘することができます。

因果関係と目的－手段関係

まず第一に、科学的知識とは、因果関係（原因と結果の関係）の知識です。「合理的な法則」や「機械的な法則」とは、**〈原因〉と〈結果〉**の法則ということです。したがって、「AならばBである」（Aという原因があれば、必ずBという結果が生じる）というのが、科学的知識の最も基本的なかたちです。ところが、この因果関係というものは、ひっくり返すと、「BのためにはAであるべし」（Bという結果を導くためには、Aという原因を与えてやればよい）という関係にもなります。これは**〈目的〉と〈手段〉**の関係です。こうして、「AならばBである」という因果関係の知識を一度獲得するや、人間はただちに、「Bという目的を実現するためには、Aという手段を用いればよい」という実践的《じっせん》（行動によって何らかの目的を実現すること）な知識を手に入れることができるのです。

図3－2を見てください。たとえばここに、「インスリンが分泌されれば、血糖値が低下する」という科学的知識があります。インスリンが〈原因〉で、血糖値低下が〈結果〉です。一度この関係が明らかになれば、私たちはこれをひっくり返して、「血糖値を低下させたければ、インスリンを投与すればよい」という知識をただちに獲得することができます。もちろん、逆に血糖値低下という結果を引き起こしたくないのであれば、インスリンという原因を取り除いてやればよい、ということにもなります。

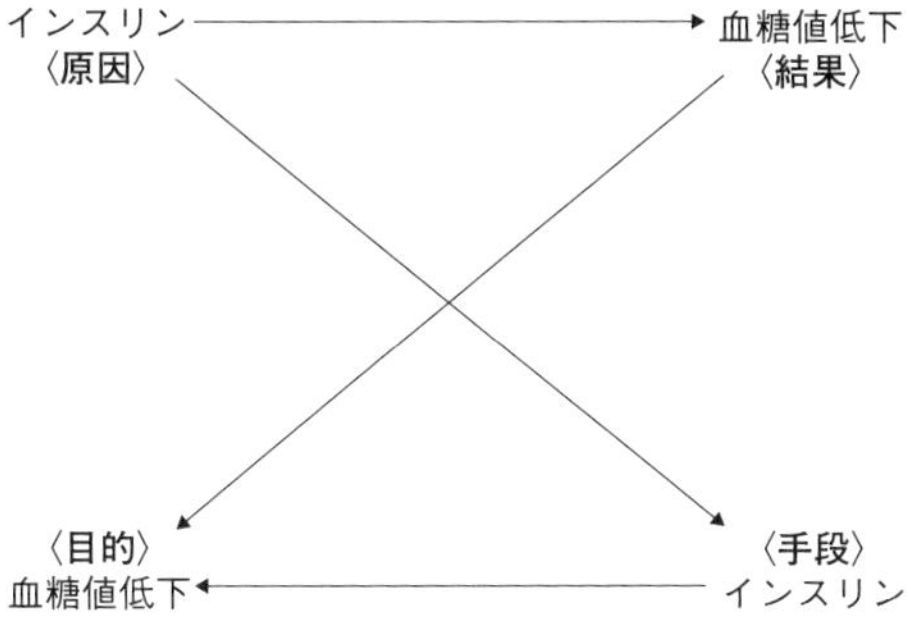

図３－２　〈原因－結果〉と〈目的－手段〉

こうして、血糖値という自然の現象を、人間が意のままに支配して、意図的にコントロールすることが可能になるわけです。

「知は力なり」

第二に、たしかに、中世の自然哲学も、「自然法則」についての知識であったことに変わりはありません。しかし、中世の考え方では、自然法則によって自然を支配しているのはあくまでも神でしたから、人間がそれを利用することによって、自然を支配・操作しようとする発想は、出てくる余地がありませんでした。人間はあくまでも神がつくった自然の法則（秩序）を維持し、自分自身もそれに従うべき存在であると考えられましたから、自然法則を、人間の利益のために利用しようとは、考えなかったのです。

ここで、もう一度、前節に示した図３－１を見てみましょう。この図では、「神」が頂点にいて、人間と自然は、ともに神に支配されています。しかし、ここから「神」を取り外すと、人間と自然だけが残ります。そして、人間は自然の外側に立っています。これが近代の人間観なのです（より詳しくは、**第４回**の第２節参照）。人間は、自然の外側に立っていて、自然を外側から支配する存在である。そして、そのためにこそ、人間は自然のメカニズムを研究し、「自然についての知識」を獲得するのだ、と考えられるようになったのです。

実はこれが、「**知は力なり**」という有名な言葉の、本来の意味でもあります。この言葉の原文はラテン語で、scientia《スキエンチア》 potentia《ポテンチア》 est《エスト》です。「ポテンチア」は英語の「ポテンシー（potency）」で、「力」「権力」「潜在力」といった意味です。そして「スキエンチア」が「知識」ですが、とくに「自然についての知識」を意味します。つづりを見てもわかるとおり、これを英語に直訳すると「サイエンス（science）」ですから、scientia potentia est は「科学は力である」とか「科学は権力である」とかと訳したほうが、原文のニュアンスがよりよく伝わります。そしてこの「力」「権力」が、まさに「自然を支配する力」なのです。

啓蒙主義の登場

こうして、科学という知識によって、人間は「自然を支配する」という絶大な「力」を獲得することができるのであり、人間がそのような絶大な力である科学にめざめた近代という時代は、人類の歴史のなかで、最も「進歩」した時代である、という考え方が生まれてきました。そして、だからこそ、この科学という知識を、よりいっそう進歩させ、できるだけ多くの人に「教育」していかなければならない、とも考えられるようになっていきます。そうであればあるほど、人間が自然を支配する力がよりいっそう拡大し、したがって人間はよりいっそう幸福になれる、と考えられるようになったからです。

このような考え方を「**啓蒙主義**《けいもう》」と言います。「啓蒙」とは、「蒙《もう》を啓《ひら》く」と読みますが、「蒙」は「暗闇」、「啓」は「光をさす」という意味です。ですから「啓蒙」とは「暗闇に光をさす」という意味になるわけですが、この場合、「暗闇」とは無知であることや非合理な迷信を信じていること、「光」とは「理性の光」のことにほかなりません。つまり「啓蒙」とは、いちはやく科学的な知識を獲得した、一部の「**進んだ**」人たちが、まだそれを知らない、無知で「**遅れた**」人々に、それを教えてやることを意味するわけです。

歴史的には、まずヨーロッパで、一部の「知識人」が、一般の「民衆」に対して、科学的知識の「教育」をしはじめました。**第１回**の授業でも触れたように、ここに登場してきたのが、「学校」という教育制度であったわけです。そして次に、いちはやく科学を獲得した「先進国」であるヨーロッパが、まだそれを獲得していない「後進国」である非ヨーロッパ諸国に、科学を広めはじめました。というよりも、日本を含む非ヨーロッパ諸国のほうが、必死になって科学を輸入したわけです。これが、明治以来の日本の「近代化」でした。明治時代になって、日本はヨーロッパやアメリカから学者を「先生」として招いて大学で講義をしてもらったり、ヨーロッパ型の学校制度を急いで整備したりして、科学的知識の普及に努めたわけです。

啓蒙の拠点としての学校と病院

さて、このような経緯を見てみると、学校と病院という場所は、まさに近代社会における「啓蒙」活動の、いわば二大拠点であることがよくわかるでしょう。学校については、言うまでもありません。また、病院という場所も、科学的な知識をもった医師・看護師が、それをもっていない患者たちに、それを教え広める場所でもあるわけです。

ここで注意しなければならないことは、この啓蒙という活動においては、啓蒙する人とされる人とのあいだに、一種の上下関係、あるいはもっと強い言い方をすれば、権力関係が生じてくるということです。科学という知識を、すでにもっている「進んだ」人と、まだもっていない「遅れた」人、という関係です。学校の教師や病院の医師・看護師は、科学的知識という、一種の権力をもった存在として、生徒や患者の上に立って、彼らを「**指導**」すべき存在である、ということになるわけです。

教師・看護師という立場が抱える矛盾

そうすると、やはりここに、教師や看護師という立場の、矛盾した性格が見えてきます。つまり、教師や看護師は、一方では、科学的知識をもっている存在として、生徒や患者の上に立って、彼らを「啓蒙」し、「指導」しなければならない存在です。しかし他方で、教師や看護師には、生徒や患者の立場に寄り添うという姿勢が、しばしば求められます。これは、指導的立場として、生徒や患者の上に立つのではなく、むしろ対等な立場、または彼らを下から支えるような立場から、彼ら自身の人生や生活を支援するということです。近代という時代の教師や看護師は、こういう明らかに矛盾した二つの姿勢を同時に求められる、たいへん難しい立場に立っている存在なのです。

ですから、実際、看護学生である皆さんも、一方では、看護学校のなかで、患者中心の医療とか、患者に寄り添う看護とかが強調されて、患者を上から一方的に指導するのではなく、個々の患者のさまざまな事情や思いを汲みとりながら、彼ら自身が彼らの望む人生を生きようとすることを支えることこそが看護である、と教えられます。ところが、他方では、いざ実習に出てみると、「指導目標」というものをまず看護師の側が立てて、その目標をいかに患者に達成させるかということの訓練をさせられることもあります。そこで、寄り添う看護はどこへ行ったんだと、戸惑うような経験をすることも、少なくないでしょう。この戸惑いも、まさに、近代の看護師という立場がもっている根本的な二重性に、その原因があると考えられるわけです。

まとめ――「科学的知識」の特徴

以上、こんにち私たちが「科学（サイエンス）」と呼んでいる知識の特徴と、それが教育や看護に与えている影響について見てきました。これは、今後、看護学生である皆さんが医療・看護に関する「科学的（サイエンス・ベースド）」な知識と技術を学び、それを実践していくに当たって、きわめて重要なポイントですので、あらためて要点をまとめておくことにします。

(1) 対象を「機械」として見立てる

まず第一に、近代科学とは、基本的に、機械論的自然観をベースにして成り立っているものであることが確認されました。したがって、対象を「科学的」に見る、ということは、**対象を一個の機械のようなものとして見立てる**、ということを意味します。

もちろん、看護学校のなかで「患者を機械だと思いなさい」などという、あからさまな指導を受けることはないでしょう。けれども、「身体のメカニズム」や「病気のメカニズム」、さらには「心のメカニズム」といった知識を学んでいるとき、私たちはすでに、人間を機械のように見立てているのです。

(2) 対象を因果関係に分析する

第二に、科学とは、因果関係の知識でした。対象を機械のようなものとして見立て、その「メカニズム」を分析するということは、**対象に生じている現象や出来事を、原因と結果の関係に分析する**、ということです。科学は、世界は精密な機械のように合理的にできている、ということを大前提にしていますから、現実のなかで起こる現象や出来事には、必ず、それを引き起こしている特定の原因がある、と考えます。その原因を探るのが科学的な探究であり、そして原因を特定することによって、「これこれの原因によって、いま、このような結果が生じている」という形式に整理して、対象の現状を把握するのが、科学的な対象理解の、基本的な方法となるわけです。

（3） 対象を数値化する

第三に、科学は対象を数値化する傾向をもちます。なるべく**数字で対象を把握しようとする**のです。古代のプラトンが「世界は数学でできている」と考え、ガリレオやニュートンも「自然は数学の言葉で書かれている」と考えたことを思い出してください。「数学の言葉」こそは、最も厳密に論理的で、客観的な言葉であると考えられるからです。「ちょっと熱っぽい」というような、あいまいで主観的な「人間の言葉」ではなく、「体温が三七・五℃である」という「数学の言葉」によって、対象を厳密かつ客観的に理解しようとするわけです。近代の医療で、対象に関する膨大な「データ」をとるようになったのも、こういう理由に基づいています。

（4） 対象を支配し、コントロールする

そして第四に、近代の科学という知識は、自然を支配し、コントロールするという目的をもつものでした。そしてやはり、上記の（1）～（3）のような科学的な対象理解も、医療者が患者を、よりよく（あるいは強く）支配し、操作（コントロール）するという目的のために必要なものなのです。

もちろん、ここで言う「支配」や「操作」は、あくまでもニュートラル（価値中立的）な意味です。医療者が患者を治療するという行為自体が、薬品や技術を用いて患者の身体（または精神も含めて）を「コントロール」することを意味するわけですし、より十分な治療のためには、できるだけ患者の身体（と精神）を、医療者が自由にコントロールできるように「支配」しなければなりません。科学はそのためにあるのです。

しかし、やはり他方で、この科学という知識がもつ根本的な性格のゆえに、医療者－患者関係には、かなり難しい問題が含まれてくることも事実です。というのは、先にも触れたように、ここにはどうしても、科学的な知識と技術を「もっている人間」と「もっていない人間」、そしてそれによって「支配・操作する人間」と「支配・操作される人間」という、非常に強力な、一種の権力関係が、必然的に生まれてくるからです。医療者という存在は、一面において、**患者を支配する**という強力な「力」をもった権力者であらざるをえないのです。少なくとも、医療者である自分はそういう存在なのだという自覚は、強くもっておかなければなりません。

（1）　以下、近代科学のキリスト教的起源については、『近代科学と聖俗革命』（新曜社、一九七六年）をはじめとする村上陽一郎氏の研究を、おもに参考にしています。

（2）　一七五五年、ポルトガルの首都リスボンで大地震が発生し、何万人という死者が出ました。ちょうどその日がキリスト教の祭日だったこともあり、当時の聖職者や民衆たちは、この悲惨な出来事は、道徳的に堕落した生活を送っていた自分たちに対する神の戒《いまし》めだ、というふうに考えました。ところが、「近代的」な考え方をするようになっていた一部の「進んだ」知識人は、「地震は自然のメカニズムによって起こるのであって、神の意志などとは何の関係もない」と言って、彼らの「古い迷信」を否定したのでした。

第4回　近代科学の人間観と自然観
――デカルトがもたらした「人間と機械」という問題

はじめに

前回は、こんにち私たちが「科学」と呼んでいる知識が、どのような世界観のなかから、どのような歴史的な経緯で生まれてきたのかを見てみました。それによって、科学的知識というものの性格が、よく見えてくると思われたからです。

私たちはふつう、科学と宗教というのは、いわば水と油のようなもので、まったく相容《あいい》れない別々のものであるというイメージを、何となくもっていると思います。科学は客観的で正しい知識で、宗教は主観的な信念である、というふうに、ふつうは思われています。しかし、もとをたどってみると、実は科学というものは、もともとはキリスト教のなかにあったものであることがわかります。「神が自然と人間をつくった」というキリスト教的な世界観がベースにあって、はじめて自然の仕組みを解明しようとする人間の知的な営みが成り立っていたわけです。

これは意外なことかもしれませんが、しかし、よくよく考えてみれば、実は当然のことであるとも言えます。というのは、前回も言ったように、科学というものは、基本的には、自然の合理的な仕組み（因果関係）を分析するものです。しかし、そういう人間の知的な営みが成り立つためには、まずそもそも、この自然という世界は合理的にできていて、因果関係によって成り立っている、という前提がなければなりません。世界には機械のように合理的な仕組みがある、という前提がまず先にあって、はじめて、その仕組みを解明しようとする人間の営みが生まれてくるわけです。この前提が、歴史的には、「神が世界を設計してつくった」という、キリスト教の世界観であったわけです。

しかし、やがてその前提から、「神がつくったから」という宗教的な理由づけが切り離されていった。要するに、言ってみれば、どうしてそうなのかはわからないけれども、ともかくも世界は合理的にできている。そして、人間はその合理性を解明する理性という能力をもっている。この二つのことだけを前提にしておけば、それで自然研究は十分成り立つわけです。もちろん、どうして世界はこんなにも合理的にできているのか、どうして人間はそれを知る理性などという能力をもっているのか、といった問いは、本当は残ります。本当は残るのですが、しかし、科学はもうそんな問いを問うことはやめよう、ということにしたわけです。このように、実は科学というものは、ある特定の世界観と人間観を、問う必要のない無条件の前提とすることによって、はじめて成り立っているのです。そういう意味で、科学というものは、実は一つの非常に特殊な世界と人間の見方でもあるのです。

今回は、この科学が前提にしている特殊な世界観と人間観を、別の角度から、もう少し詳しく見てみることにしましょう。

第1節　デカルトによる「真理」の探究

デカルトの『方法序説』

前回は、中世のキリスト教から近代科学へ、という歴史の流れを見ましたが、「近代」という時代や「科学」という知識の特徴を考える際に、こういう側面が注目されることは、あまりありません。一般的には、近代という時代は、十七世紀に現われたある一人の哲学者の、まさに画期的な考え方によってはじまった、とされることが多いです。その哲学者は、フランスの**ルネ・デカルト**という人です。高校の『倫理』の教科書などにも必ず出てくる「近代哲学の父」ですが、この人が一六三七年に書いた『方法序説』という本が、中世から近代への画期的な転換点であるとされています。

デカルトは一五九六年に生まれて一六五〇年に死んでいます。ガリレオが一五六四〜一六四二年、ニュートンが一六四三〜一七二三年ですから、だいたいこの二人のあいだくらいの時代の人です。このような時代に、このデカルトという人は、「自然についての知識」というものがどのようにして成り立つものであるのかを、一度、根本的に考えなおしてみよう、ということをしました。

それがこの『方法序説』という本なのですが、この本の正式なタイトルは「理性を正しく導き、諸科学において真理を探究するための方法序説」です。つまり、どうすれば人間は、確実で正しい知識という意味での「真理」を獲得することができるのか、その「方法」を考えてみましょう、という意味です。この「方法」が、のちの「科学」という知識が成り立つ前提を説明することになるわけです。

「方法的懐疑」

ここでデカルトが考えたことは、非常に有名です。一見、浮世《うきょ》離れした話のように聞こえるかもしれませんが、これが事実上、近代において「知識」というものが成り立ついちばんの前提となっている以上、一度は彼が考えたことを追ってみたほうがよいでしょう。

彼はこう考えました。確実な知識というものを手に入れるためには、まず確実な前提から出発しなければならない。前提がまちがっていたら、その前提に基づいて得られた知識も全部まちがっているということになってしまう。だから、まずはこの、絶対確実な最初の前提は何であるかということを考えることが先決である。彼はそれを、真理の探究のための「第一原理」と呼びます。そして、この「第一原理」を発見するために、少しでも疑いの余地があって確実ではないものは、これは第一原理ではありえないとして、一度全部退《しりぞ》ける、という方法をとります。要するに消去法です。どんなに当たり前に思われることでも、少しでも疑うことができるものは、一度全部疑ってみる。そして、ありとあらゆるものを一度全部疑ってみて、それでもこれだけは疑うことができない、というものが見つかったら、それこそが「第一原理」である、ということになるわけです。これを「方法的懐疑《かいぎ》」と言います。第一原理を発見するための「方法」として、一度あらゆるものを「懐疑」してみる、ということです。

神は存在しないかもしれない

このデカルトの方法的懐疑は、なかなかおもしろくて、かなり徹底しています。たとえば彼は、神を疑っています。私が神だと思っているものは、実は神ではないかもしれない。それはたんなる私の思い込みかもしれない。こんにちの私たちから見れば、実に当たり前の思考のようですが、この時代にこうして神を疑うというのは、かなりすごいことです。もちろんデカルトも、本心では、神は存在すると信じています（注２参照）。ただし、それを疑うこともできる。ということは、神（であると私が思っているもの）は、絶対確実な「第一原理」ではありえない、ということになります。

世界は存在しないかもしれない

同じように彼は、世界の存在を疑います。私がいま見ているこの世界は、絶対確実であるとは言えない。私は世界を見たり聞いたり触ったりすることで、世界はこのようなかたちをしている、と思い込んでいるけれども、しょせんそれは、「私にはそう見える」とか「私にはそう感じられる」とかといったものにすぎない。たとえば、私に赤く見えているものが、本当に赤いとはかぎらないし、ほかの人にもまったく同じ色に見えているという保証はどこにもありません。それに、人間は非常にしばしば錯覚をしますから、本当は存在しないものが存在しているように見えたり、本当のかたちとは違ったかたちに見えたりすることもあります。そして、もっと極端に言えば、私は夢を見ているのかもしれません。夢のなかでは、自分がそのときに見て経験している世界を、確かな現実の世界であると思い込んでいます。ということは、私がいま、確かな現実であると思い込んでいるこの世界も、実は夢であるという可能性も、ないことはない。こうして、世界の存在というものも、実はおおいに疑いの余地を残しているということがわかってきます。つまり、この現実の世界の存在もまた、真理のための「第一原理」ではありえない、ということになるのです。

私は存在しないかもしれない

さらに彼は、ここがいちばん重要なところですが、「私」という存在さえも疑います。私がここにこうして存在しているということさえも、これは絶対確実であるとは言えない、と言うのです。どうしてかと言うと、私が存在しているということも、結局は私がそう思い込んでいるだけの、主観的な感覚にすぎないからです。たとえば私は、自分の目で自分の手や足を見ることができます。そして、その「見る」という行為、つまり視覚という感覚によって、こんなかたちと大きさをした私の身体がここに存在している、と考えます。同じように、毎朝、鏡に映る自分の顔を見て、これが私である、と思ったりもしています。しかし、ということは、これは結局、先ほど世界の存在を疑ったのと同じように、「私にそう見えているだけかもしれない」「私がそう感じているだけかもしれない」というふうに、疑うことができてしまうわけです。

もちろん、私たちが自分の身体の存在を感じているのは、何も視覚だけによるのではありません。たとえば私が机の角に足をぶつけると、私は痛みを感じます。足が痛いと感じるということは、その足は確かに存在しているということではないかと思うかもしれません。しかしデカルトは、「いや、そうとは言い切れない」と言って、こんなことを書いています。「かつて私が軍隊にいたとき、戦争で負傷して足を失ったのに、その存在しないはずの足に痛みを感じるという人を見たことがある」。ご存じのように、これはいまでは、ファントム・ペイン（幻肢痛《げんしつう》）と呼ばれる、比較的よく知られた現象です(1)。そうすると、たとえ私に、手や足の感覚が、非常にリアルなものとしてあるとしても、だからと言って、それが確実に存在しているとは言い切れない。これもまた、たんなる私の思い込みかもしれない、ということになってしまうのです。

「私は考える、ゆえに私はある」

もちろん、これらはあくまでも、一種の思考実験のようなものです。日常的には、私たちはふつうに、私がいて、世界があって、と思い込んでいるわけですが、そういう何となくの思い込みではなく、絶対確実な知識とは何かを考えるために、少しでも論理的に疑う余地があるものは、一度全部疑ってみよう、ということをしてみたわけです。そしてその結果、デカルトは、神も、世界も、人間（私）も、これらは全部、疑いの余地がある。したがって、どれも確実な知識のための「第一原理」ではありえな

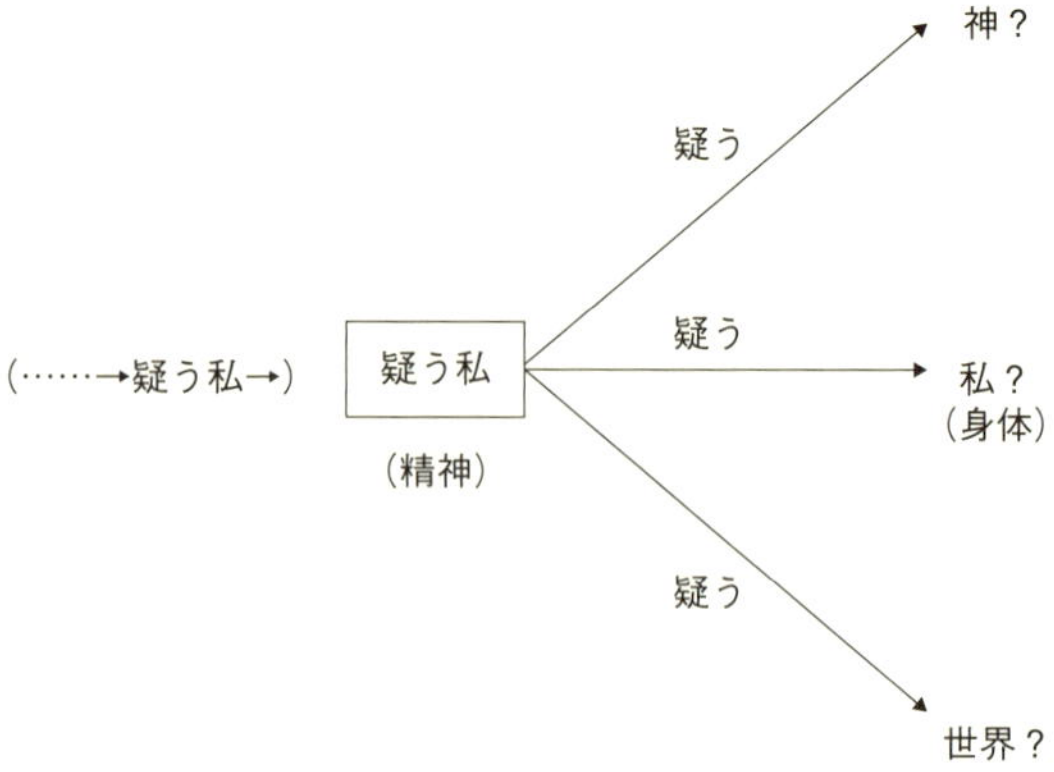

図４－１　方法的懐疑と第一原理の発見

い、と考えたのです。

とはいえ、そんなことまで言い出したら、何もかもが疑いの対象になって、確実なものなど何一つないということになってしまうじゃないかと思われるかもしれません。前回、キリスト教的世界観として、神－人間－自然という三者関係を見ましたが（第３回の図３－１参照）、デカルトはまさに、この三つを全部疑ったわけです。ところが、このようにありとあらゆるものを疑ったその果てに、たしかに、「それだけは疑いようがないもの」が一つだけ見えてくるのです。

それは、ほかでもなく、「疑う」という行為そのものです。図４－１を見てください。私が、神は存在しないかもしれないとか、世界は存在しないかもしれないと疑っているとき、その「疑っている私」は、たしかに存在しています。それが存在しなければ、疑うという行為そのものが成り立ちません。あるいは、私は存在しないかもしれない、と疑っているときも、やはりそうやって「疑っている私」は、確実に存在しているということになります。もちろん、その「疑っている私」を、そんなものは本当に存在するのかと、さらに疑うことも可能です。しかし、そのときもやはり、そのように「疑う私」は、確実に存在しているわけです。

こうして、この「疑う私」というもの、あるいは「疑う」という精神の働きそのもの、これだけは、どれだけ疑おうとしても疑うことができない、絶対確実に存在するものであり、したがってこれこそが、確実な知識を獲得するための、まず第一の出発点である、という結論に至ります。そして、「疑う」ということは、「（論理的に）考える」ということです。この「考える私」というものこそ、デカルトが発見した「第一原理」であったわけです。

これが、あの有名な「**私は考える、ゆえに私はある**」（「我思う、ゆえに我あり」）という言葉の意味です。これは、「考える私」というものが、まず第一に、疑う余地なく存在しているのだ、というほどの意味です。あるいは、「私」という存在の本体は、「考える」という精神の働きそのものなのだ、という意味に理解してもよいでしょう。

中世のように、まず神が存在して、その神が創造したから、私と世界が存在する、ということではない。そうではなくて、まず「私」が存在して、その「私」が、神は存在すると「考える」ならば、神は存在する。「私」が、世界はこのように存在していると「考える」ならば、世界はそのように存在する。このように、「考える私」というものこそが、すべての「知識」の出発点なのだ、ということが、デカルトの画期的な「発見」であったのです。

第2節　近代の人間観と自然観

「精神」としての私、「機械」としての身体と自然

さて、どうしてこうも長々とデカルトの思考を追ってきたかというと、実は、ここから導き出される次のような人間観と世界観が、「近代」という時代を強力に規定するものとして、非常に重要なものとなっていくからです。

まず第一に、デカルトが「私は考える、ゆえに私はある」と言うとき、その「私」というのは、**いっさいの「身体」をもたない、純粋な「精神」**として考えられています。なぜなら、私の「身体」は疑いの対象だからです。私の身体は存在しないかもしれないと疑っているときも、そう疑っている私は確実に存在している、というわけですから、その「疑っている私」は、「疑われている私」とは別のものです。「疑われている私」は「身体としての私」であり、「疑っている私」は、それとは完全に切り離された、純粋な「精神としての私」なのです。このようにデカルトは、「身体」と「精神」を完全に切り離して区別しました。ここに、「**心身二元論**」という人間観（「精神（心）」と「身体」は別のものであり、人間はこの二側面をあわせもった存在である、という考え方）が確立されたのです。

第二に、デカルトはこれによって、理性というものの絶対性を確立しました。しばしば、デカルトは「近代的自我」（「私」という「個人」の独自性や独立性の自覚、とでも言っておきましょう）を発見した、と

いうふうな説明がされますが、これは正確ではありません。デカルトの言う「私」、「私は考える、ゆえに私はある」と言う場合の「私」とは、個別・具体的な「個人」を指しているのではありません。個人とは、まさに文字どおり「具体的」な（体を具（そな）えた）存在ですから、これは「身体的」な存在です。しかし、デカルトが言っている「私」というのは、そういう個人を具体的な個人たらしめている身体性を削《そ》ぎ落とした、純粋な「精神としての私」であり、しかもそれは「考える私」であるわけですから、要するにこれは、「すべての人間に共通する普遍的な理性」のことを言っているのです。そしてデカルトは、この「精神としての私＝思惟《しい》する（考える）精神＝普遍的理性」こそが、絶対確実な第一原理であるわけであるから、この理性が合理的に思惟した事柄は、絶対確実な真理であると考えてよろしい、という方向に議論を進めていくのです(2)。

第三に、「理性による合理的な思惟」とは、前回もガリレオやニュートンについて見たように、やはり数学こそがその最たるものです。したがって、数学の言葉と数学の原理（「ＡならばＢである」という因果関係）によって認識された対象についての知識は、確実で客観的な真理である、ということになります。そして、前回も強調したように、数学の原理によって対象を認識するということは、対象を機械のようなものとして見立てる、ということでした。実はデカルトの哲学は、このようにして、科学の方法としての機械論的自然観を、いわばキリスト教を前提にすることなしに説明しようとしたものでもあったのです。

「主観的感覚」と「客観的事実」の分離

あらためて振り返ってみると、結局、デカルトが最初、「方法的懐疑」によって疑ったものは、一言で言えば、**「主観」**と**「感覚」**でした。「私にはそう見える」とか「私にはそう感じられる」とかという知識には、どうしても、「私がそう感じているだけかもしれない」という疑いの余地が残されます。どんなに「私にとって」確実であるように思われても、私が錯覚をしているのかもしれないし、他の人には違うように見えたり感じられたりしているかもしれない。だから、それはどうしても、「客観的」で「確実」であるとは言えないわけです。しかし、そういう、人によって違う、しかも非常に誤りやすい「感覚」によるのではなく、**「理性」**によって合理的に（数学の原理で）認識された事実は、個々人の主観を超えた**「客観的」**な事実であると考えてよろしい。そういうふうにデカルトは考えたわけです。こうして、一言で言えば、**「感覚は信用できない。理性によってのみ、確実な知識を得ることができる」**と考えられるようになったわけです。

近代科学の人間観と自然観

以上のようなデカルトの人間観と自然観を図式化してみると、図4－2のようになります。あらためて確認してみることにしましょう。

まず、人間は「精神」と「身体」の二側面から成り立っています。「身体」は純粋に物質的なものであり、それに対して「精神」は、純粋に非物質的なものです。物理的な質量をもたないもの、簡単に言

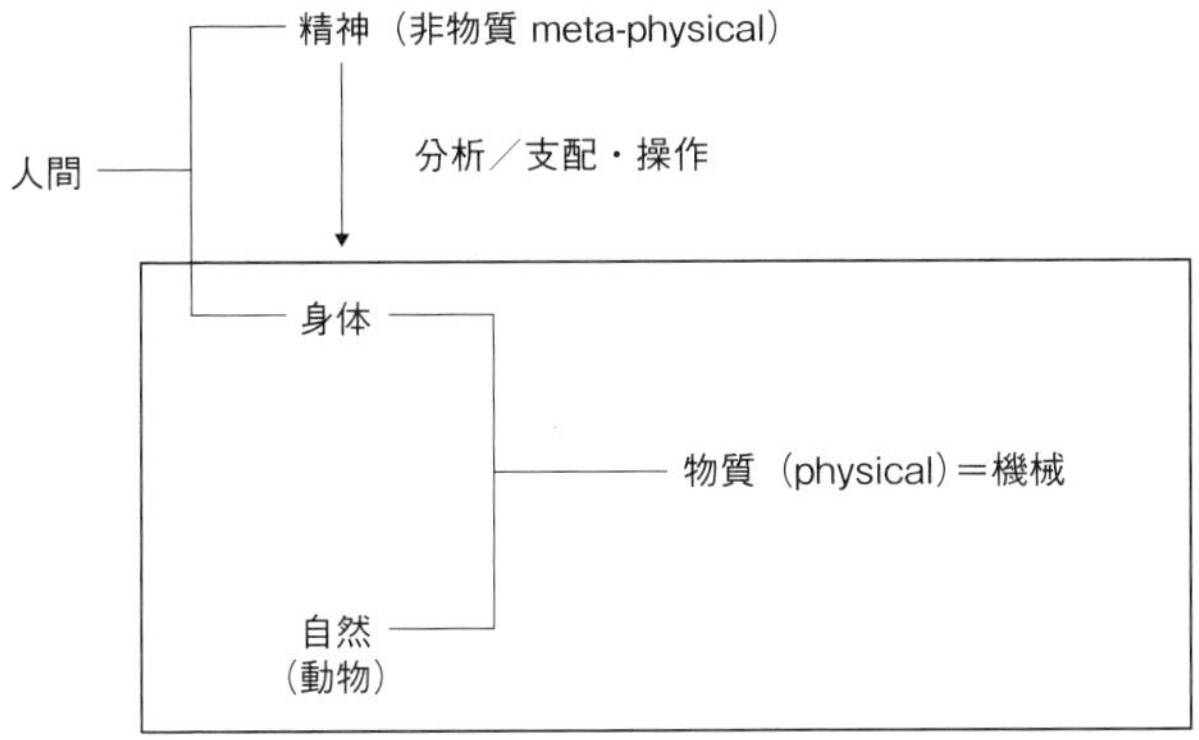

図４－２　近代科学の人間観と自然観

えば「目に見えないもの」です。

そして、人間の「身体」は、同じく純粋に物質的なものである「自然」に属しています。英語で**フィジカル**（physical）と言うと、「身体的」「自然的」「物質的」を意味します。この三つはすべて同じ原理で成り立っている、という考え方が、ここにも現われているのです。なお、「精神」のように物質的ではないもののことを、メタ・フィジカル（meta-physical）なものと言います。哲学の世界では、「**形而《けいじ》上《じょう》的**」と訳されることが多いのですが、これは「形のないもの」「形を超えたもの」という意味です。この「形而上的」という言葉は、次回以降の授業のなかで、しばしば用いるものですから、ここで覚えておいてください。

さらに、物質（身体と自然）の世界は、数学の原理によって成り立っていると考えられます。したがって、人間以外の自然と、人間の身体は、すべて機械と同じである、ということになります。デカルトははっきりと、人間以外の動物は機械と同じである、と言っています。そして、人間の身体も、動物＝機械とまったく同じである。しかし人間だけが、「精神」という、まったく非物質的なものをもっているという点において、他のいかなる動物とも異なっている。こう考えるわけです。

図を見てもらえばよくわかると思うのですが、この人間の「精神」が、「自然」の世界に属していないことに注意してください。「精神」は「自然」の外側に存在しています。前回、近代の人間観において、人間は自然の外側に立っているものと考えられている、と言ったのは、このことを指しています。精神（理性）が、人間の身体も含めた自然という物質の世界を、その外側から、合理的に分析し、そしてそれを支配・操作するのです。

精神による身体＝自然の支配

このように、デカルトにはじまる近代の人間観と自然観においては、人間は精神（理性）によって身体と自然を支配する存在であると考えられています。そしてその点に、いわば人間の人間たるゆえん、つまり、人間がたんなる動物や機械とは異なる存在であることの根拠が見出されてもいるのです。繰り返しますが、人間の「身体」は、機械と同じなのです。しかし、その機械である身体を、その外側から、「精神」が支配しているという点に、人間だけがもっている固有の人間性が見出されるのです。

このことを、もう少し具体的に見てみましょう。たとえば、最も単純なレベルの事柄として、私が腕を上げるという身体の運動について、考えてみましょう。この身体の運動は、骨や筋肉の機械的な構造に基づく物理的な運動です。この点においては、他の動物と同じです。しかし、この物理的・機械的な運動は、まず私の「精神」が、そのような運動をせよという「命令」を私の「身体」に対して発して、そして私の身体が、その精神の命令に「服従」することによって、はじめて成り立っています。精神が身体を支配する、というのは、最も基本的にはこういうことです。こういう存在の仕方や行動の仕方をしているのは人間だけだ、とデカルトは言うのです。

人間の人間たるゆえん――「自由」と「自律」

同じ原理で、もう少し複雑な例を考えてみましょう。私がいま、ものすごくお腹がすいていて、目の前においしそうなごちそうがあるとします。このとき、私の「身体」は、空腹を満たすために、そのごちそうに飛びつこうとします。これは「**本能**」であり、本能とは「**自然法則**」です。そして自然法則とは、自然＝身体のメカニズムのことでしたから、そうすると、この身体の行動（運動）は、やはり機械的なものであると考えられます。空腹状態のときに、「目の前に食べ物がある」という情報が外部世界からインプットされると、それを食べようとする行動（運動）が、自動的にアウトプットされる、と考えるわけです。デカルトが、人間以外の動物は機械と同じだと考える理由もここにあります。私がイヌやネコだったら、本能のおもむくままに目の前のごちそうに飛びつくでしょうが、これは機械の自動運動と同じであると考えるのです。

しかし、私は人間ですから、私の「精神」が、「他人のものを盗んで食べてはいけない」とか、「見《み》境《さかい》なく食べ物に飛びつくのは醜い」とかと考えて、目の前のごちそうに飛びつこうとする「身体」の行動を制御することができます。前者は道徳的、後者は美的な、「価値判断」です。このように、善悪や美醜といった「**価値**」の観念に基づいて、精神が身体を支配することによって、人間だけが「本能」という機械的な法則から解放されて、自分で自分の行動を律する（決定する）ことができる。こういう「**自律性**」こそが、人間だけがもっている「**自由**」であり、それこそが人間の人間たるゆえんである、というのが、近代の哲学や倫理学の基本的な考え方にもなっていくわけです。

なお、したがって、私たちはよく、「したいことをしたいようにする」というような、いわば「気まま」な状態のことを「自由」と呼びますが、西洋の哲学や倫理学の伝統では、これは必ずしも「自由」ではないのです。なぜなら、「腹が減ったから食べる」とか「眠たいから寝る」とかというのは、むしろ、身体の機械的な法則に支配された「不自由」な状態だからです。その支配から解放されて、自分の意志で自分の行動を決定できるということこそが、本来の意味での人間の「自由」なのです。「人間の自由」とは、まず何よりも、このような「**意志の自由**」を意味します。そして、その自由な意志に基づく「自律」、つまり、逆説的に聞こえますが、**自分で自分に命令し、その命令に服従することこそが、人間が自由な存在であることの証明**なのです。

人間・動物・機械

さて、このように見てみると、この近代という時代において、「科学」と「道徳」という、一見相容れないようにも思われる二つのものが、実はまったく同じ原理に基づいて成り立っているということがわかります。その原理とは、人間（精神、理性）による自然の支配です。科学は、人間が人間以外の自然（外なる自然）を支配するものであり、道徳は、人間が人間の身体という自然（内なる自然）を支配するものなのです。

ところで、こういう近代の人間観と自然観に対して、違和感を覚える人も少なくないと思います。とくに、人間以外の動物は機械と同じだとか、人間だけが精神（心）をもっているとかというような考え方には、強い抵抗を感じる人も多いでしょう。なぜなら、日本には伝統的に、人間だけが神から霊魂を与えられているというようなキリスト教的な考え方が希薄で、むしろ人間も自然の一部で、他の動物ともそれほど違わないという考え方が強くあったからです。

しかしながら、他方で、すでに私たちの日常生活のレベルまで、デカルトのような近代的・科学的な人間観と自然観が、かなりの程度、浸透しているということも、少し考えてみればすぐにわかるはずです。念のため、いくつかの例を挙げてみましょう。たとえば、医学や薬学の世界では、新しい治療法や新薬は、必ず動物実験によってその効果や副作用が検証されます。これは、人間の身体と動物とが、基本的に同じ原理によって成り立っているという前提があって、はじめて出てくる発想です。現に、医学や生理学や薬学は、このデカルト的な人間観と自然観が確立されて以降、飛躍的に発展したのです。動物にも人間と同じように「心」があるのであれば、動物実験など恐ろしくてできるはずがありません。動物はたんなるモノ＝機械だと考えることによって、はじめてそれが可能なのです。

もっと日常的なレベルで言えば、私たちの多くは、毎日のように平然と牛や豚の肉を食べています。

牛や豚は、私たちにとって「生産」の対象です。そして、「タンパク質を摂取するために肉を食べましょう」というような言い方をしているとき、やはり私たちは、動物を、タンパク質という「物質」として見なしているのです。

「科学的」なものの見方というのは、こういう見方のことを言うのです。一言で繰り返して言えば、それは要するに、人間の「精神」以外のすべてのものを、純粋な物質（モノ）として扱い、機械のようなものと見なすことなのです。

まとめに代えて

以上、今回は前回に引き続き、「科学的」なものの見方とはどのようなものなのかということを、さらに詳しく見てきました。ここからわかったことは、私たちは**「科学的」な見方や考え方をしようとすればするほど、対象を「機械」のように見なし、「モノ」として扱うようになってしまう**、ということです。近代の学校や病院で、人間がモノのように扱われがちになってしまう、いちばんの理由はここにあります。

さて、そうすると、生徒や患者を、たんなる「モノ」や「機械」ではなく、あくまでも「人間」として見ようとするならば、「人間と機械はどこが同じでどこが違うのか」ということを、一度は考えておく必要があります。しかしながら、これは意外に難しい問題です。

さしあたり、人間には「心」がある、感情がある、といった答えが出てくるでしょう。たいていの人はそう答えます。たしかに、デカルト以来の近代の人間観によるならば、人間の人間たるゆえんは、人間には精神（心）がある、という一点にかかっているのです。

しかし、これがそれほど自明なことではないということも、すぐにわかるはずです。なぜなら、デカルトが「精神」や「意識」と呼んだもの、つまり「思考」とか「感情」とかも、結局は一種の身体現象ではないのか、したがってそれもまた、一種の機械ではないのか、という考え方も、当然出てくるからです。実際、デカルトの『方法序説』から約百年後になると、ラ・メトリというフランスの医学者が、「人間は身体だけではなく、精神も含めて、完全に機械である」という「**人間機械論**」を主張しました。

最近でも、大脳生理学や脳神経科学によって、人間の「思考」や「感情」のメカニズムが次々に解明されつつあることは、周知のことでしょう。これらは、人間の精神や意識の現象を、すべて「脳」という身体の現象と見なして、その物理的なメカニズムを分析しているわけですから、実際のところ、身体とは異なるものとしての「精神」とか「心」とかの存在を、認めていないのです。つまり、基本的に「人間機械論」の立場に立っているわけです。なお、こういう考え方、つまり「精神」や「心」、あるいは「神」や「霊魂」のような非物質的（形而上的）なものの存在をいっさい認めず、世界と人間は純粋に物質だけから成り立っている、と考える考え方を「**唯物論**《ゆいぶつろん》」と言います。この唯物論の考え方をとるならば、ほとんど必然的に、人間は完全に機械と同じである、という考え方になり、人間に固有の人間性や人間らしさといった観念は、意味を失ってしまうのです。

では、「心理学」はどうなのでしょうか。心理学は、「心」というものの存在を認めて、その「心」というものをもった存在として、「人間」を見ようとしているように、いちおうは思われます。しかし、本当にそうなのでしょうか。次回は、この心理学という学問に注目することによって、「心」と「科学」の関係について、考えてみることにしましょう。

(1) 言うまでもなく、患者が痛みを感じている身体の部位が、現実には存在していないのですから、痛み止めや麻酔といった「身体に対する処置」はまったく効果がありません。この痛みをどうやって緩和するのかは、現代の医学でも、なお難問となっているようです。

(2) ただし、厳密に考えると、デカルトの言う「第一原理」は、あくまでも「私」という一人称の精神（理性）です。ですから、その「私の」理性と同じ理性を、すべての人間が共通にもっているなどということは、本当はデカルトの論理そのものからは言えないはずです。そこで彼は、ここに「神」をもち出しています。「人間の理性は、神がすべての人間に与えたものだから」という説明を、もち込んでいるのです。その点を、合理的ではないと言って批判するのは簡単です。しかしそれでは、「私」が考えたことが、たんに私一人にとっての「主観的」な知識ではなく、すべての人間に共通の「客観的」な知識であるという根拠は、いったい何によって与えられるのでしょうか。デカルトが、「考える私」こそがすべての知識の出発点なのだと言ったとたんに、このような難問が同時に生まれてしまったのです。この問題は、第6回と第7回で取り上げる合理主義と経験主義という二つの哲学の立場の対立や、それを総合しようとしたカントの哲学などにつながっていきます。

第5回　「心の科学」は可能か？

――心理学によって人間の「心」を知ることはできるのか？

はじめに

デカルトの哲学の根本的な関心は、「理性を正しく導き、諸科学において真理を探究するための方法」を考えるということでした。そしてそのいちおうの結論は、人間の身体を含めた自然の世界は、すべて純粋な物質の世界であり、それは機械的な構造によって成り立っている。したがって、その機械的な構造を、人間の精神が、その外側から分析することによって、人間は自然についての確実な知識を獲得することができる、というものでした。現に、デカルト以降、人間の自然についての知識は、このような原理に基づいて、飛躍的に発展していきます。図5－1に示すように、自然の機械的な法則（メカニズム）を分析する学問として、物理学や化学、そして人間の身体のメカニズムを分析する学問とし

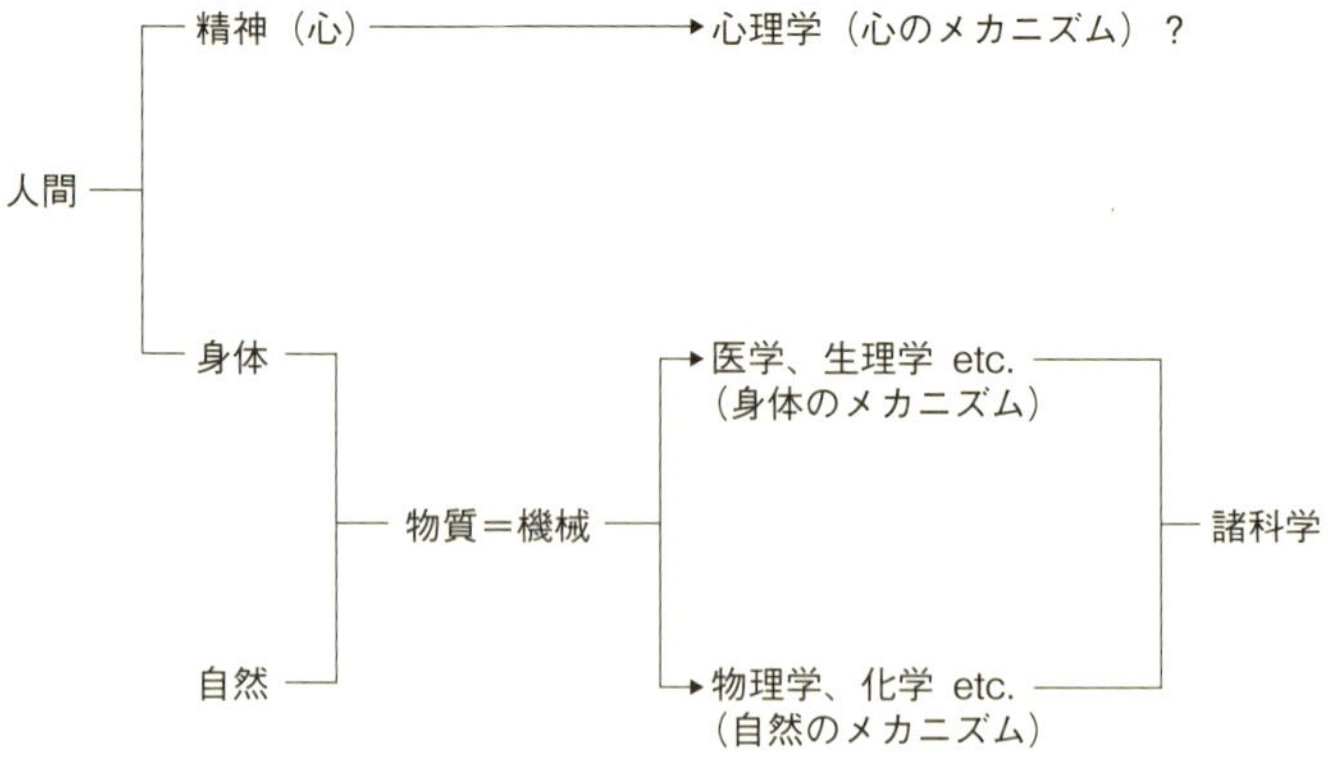

図５−１　諸科学の発展と心理学の登場

て、医学や生理学、というふうに、十八世紀以降、「諸科学」がどんどん展開していって、自然と身体のメカニズムが非常に詳しく分析されていくことになるわけです。

なお、これまで何の断りもなく「科学」という日本語を使ってきましたが、これは「諸科の学」、つまりさまざまな専門の「科」に分類された「学」という意味で、明治時代につくられた翻訳語です。科学は対象を機械のように見立てますから、対象をいわば部品（部分）に分解して、それぞれの部分の構造をより細かく分析しようとする「専門化」の傾向をもつわけです。

このような方法で、人間の「身体」についての知識は、こんにちもますます確かなものになりつつあると、いちおうは言えるわけですが、しかしそれでは、人間のもう一つの側面である「精神」については、どうなのでしょうか。仮に、デカルトが言うように、人間には身体と精神の二側面があるのであるとすれば、人間という存在の全体について、より確かな知識を手に入れるためには、人間の精神についても、何らかの方法で知ることができなくてはなりません。こうして、十九世紀くらいになると、身体だけではなく、精神についても、同じように科学の方法で確実な知識を手に入れようとする試みがなされるようになってきました。それが「心理学」という学問です。

「心理学」という言葉は、英語のサイコロジー（psychology）の翻訳語ですが、サイコ（psycho）というのは、ギリシア語のプシケ（psyche）から来ていて、「精神」「魂」「心」といった意味です。ですから、「サイコーロジー」という言葉は、「心の－ロゴス」つまり「心の論理」という意味です。「生理学」はフィジオロジー（physiology）、つまり「身体（フィジック）のロゴス」ですから、まさに、それと同じ原理と方法で、精神（心）のロゴスを解明しようとする意図が、このサイコロジーという言葉自体にも現われているわけです。

しかし、これがそう簡単なことではないということは、すぐにわかることでしょう。なにせ「心」というものは非物質的なもの、つまり誰の目にも見えないものです。身体や自然といった目に見えるものであれば、私たちはそれを「客観的」に観察することが、いちおうはできます。しかし、精神（心）とは、まさにその身体や自然を観察する主体（主観）そのものです。〈主観－客観〉という関係は、〈見る－見られる〉の関係であると言ってもよいのですが、精神は明らかに「見る」側に属しています。したがって、「心の科学」なるものをめざす心理学とは、いわば「主観についての客観的知識」という、まったく矛盾したものを追究しようとするものなのです。そんなことがどうして可能なのでしょうか。

このように、心理学という学問は、他の諸科学とは明らかに性格が異なったものであり、そのそもそもの出発点から、すでにたいへんな矛盾を抱えているのです。それゆえに、この矛盾をどうやって解決するかという問題が、心理学という学問にとって、避けて通ることができない難問でした。そこで今回は、心理学がこの問題にどう向きあってきたのかという点に注目してみたいと思います。そこを見ることが、そもそも「心」とは何なのか、私たちはその人間の「心」なるものを、どうやって知ることができるのかといった事柄を考える、一つのきっかけになると思われるからです。

第1節　内観主義——「私の」心のメカニズム

「心の科学」の困難さ

「心の科学」なるものが本当に成立するのかという問題について、少しややこしいことを言いました。しかし、このことは、何もそれほど難しく考えなくても、ふつうに考えれば、すぐにわかることでしょう。たとえば私は、内心ではおもしろくも何ともないと思っているのに、さも楽しそうに笑うことができます。私を見た人が「楽しそうですね」と言い、私も「楽しいです」と答えているのに、本当は私は全然楽しくなんかない、ということくらい、いくらでもあるわけです。実際、本当は痛いのに、遠慮して「大丈夫です」と答える患者は多いですし、逆に、本当はたいしたこともないのに、気を引きたくておおげさに痛がったり苦しがったりする人も、少なくないでしょう。では、結局、「本当のところ、どうなのか」ということを、私たちはどうやって知ることができるのでしょうか。

　このような、きわめて単純な例を考えてもすぐにわかるとおり、私たちは、「楽しい」「痛い」「苦しい」というような、ごく基本的で単純な感情や感覚についてさえ、相手が本当にそう感じているかどうかということを、容易に知ることはできないのです。ましてや、どのように痛いのかとか、どのような理由で苦しいのかというような、より正確で詳しい心の状態を知ることなど、ほとんど絶望的とさえ言えるのではないでしょうか。

萩原朔太郎の「孤独」

　このことを絶妙に表現した、一つのおもしろい文章があります。詩人の萩原朔太郎《はぎわらさくたろう》が、詩集『月に吠《ほ》える』（一九一七年）の「序文」に書いている文章です。おもしろいことに彼は、詩とは「生きて働く心理学である」と言って、たとえば次のように書いています。

　私はときどき不幸な狂水病（恐水病）者のことを考える。

　あの病気にかかった人間は非常に水を恐れるということだ。コップに盛った一杯の水が絶息するほど恐ろしいというようなことは、どんなにしても我々には想像のおよばないことである。

『どういうわけで水が恐ろしい？』『どういう工合《ぐあい》に水が恐ろしい？』これらの心理は、我々にとっては只々不可思議千万《ただただふかしぎせんばん》（謎めいていてまったく理解できない）のものというの外《ほか》はない。けれどもあの患者にとってはそれが何よりも真実な事実なのである。そして此《こ》の場合に若《も》しその患者自身が――何等《なんら》かの必要に迫られて――この苦しい実感を傍人《ぼうじん》〔そばにいる人〕に向って説明しようと試みるならば〔……〕患者自身はどんな手段をとるべきであろう。恐らくはどのような言葉の説明を以《もっ》てしても、この奇異な感情を表現することは出来ないであろう。

けれども、若し彼に詩人としての才能があったら、もちろん彼は詩を作るにちがいない。詩は人間の言葉で説明することの出来ないものまでも説明する。詩は言葉以上の言葉である。

狂水病者の例は極めて特異の例である。けれどもまた同時に極めてありふれた例でもある。人間は一人一人にちがった肉体と、ちがった神経とをもって居《い》る。我のかなしみは彼のかなしみではない。彼のよろこびは我のよろこびではない。

人は一人一人では、いつも永久に、永久に、恐ろしい孤独である。(1)

いかにも詩人らしい繊細《せんさい》な文章ですが、要するに彼は、感情や感覚というものは、絶対的に個別的で主観的なものであり、それを普遍的で客観的な言葉で「説明」するなどということは、絶対にできないのだ、と言っているわけです。彼はこうも書いています。「私の心の『かなしみ』『よろこび』『さびしみ』『おそれ』その他言葉や文章では言い現わしがたい複雑した特種の感情を、私は自分の詩のリズムによって表現する。併《しか》しリズムは説明ではない。リズムは以心伝心《いしんでんしん》〔言葉によらず、心から心に伝わること〕である。そのリズムを無言で感知することの出来る人とのみ、私は手をとって語り合うことができる」(2)。つまり、もし私たちが、彼の感情や感覚を知ろうとするならば、彼自身がそれを表現した詩の言葉（リズム）を通じて、私たち自身もそれを「感知」するしかない、ということになるでしょう。客観的に「理解」するのではありません。主観的に「感じる」のです。

心の私秘性

これは何も、彼が問題にしているような、いわば心の深い闇のようなことだけを指しているのではありません。彼自身も言っているように、「極めてありふれた」感情や感覚についても、まったく同じことが言えるのです。

実際、病院の問診などで、まさに朔太郎の言う「どういう具合に」痛いのかを説明することに、かなりの難しさを感じた経験がある人は、少なくないはずです。私自身の経験を引きあいに出せば、歯科医院で歯科医から「どう痛い？」と聞かれて、たいへん困ったことがあります。そのときの私（患者）と歯科医とのやりとりは、次のようなものでした。

Dr：鋭い痛み？
Pt：いえ、鋭いという感じではないです。
Dr：鈍い痛み？
Pt：うーん、鈍いと言うか何と言うか……。
Dr：ズキーンとする感じ？

Pt：いや、ズキーンというほどでもなくて、ジーンという感じですかね。

Dr：沁《し》みるの？

Pt：いえ、沁みるわけではないんですが、何と言うか、この歯全体がジワーっと……。

このような、やはりいろいろと擬音《ぎおん》を交えた感覚的な言葉のやりとりを何度か繰り返して、ようやく先生は「うん、だいたいわかった」とおっしゃいました。とはいえ、先生は本当に、私が「どう感じているのか」をわかってくれたのでしょうか。

このように、人間の「心」というものは、他者に対して、徹底的に閉ざされたもの、または隠されたものであるのです。このことを指して、しばしば、心とは永遠の「ブラックボックス」であるとか、あるいは原理的に「私秘性《しひせい》」をもっている、とかというような言い方をすることもあります。要するに、簡単に言えば、「絶対に誰にもわからないもの」であるということです。朔太郎のような繊細な感性をもった詩人は、だから人間という存在は、どうしようもなく孤独で寂しいものなのだ、と言ったりもしたわけです。

「自分の心」の観察

そう考えると、このように徹底的に隠されたものであり、絶対に誰にもわからないものであるはずの「心」なるものを、すべての人に開かれた客観的な知識である科学という場に引きずり出すということが、どれほど矛盾に満ちた、困難な課題であるかが、あらためてよくわかると思います。困難と言うよりも、これは本当は、そもそも原理的に不可能なのです。その不可能なことを、何とかして可能にしようとして、心理学はいくつかの方法論を考えてきました。

まず最初に考えられたのは、「内観《ないかん》（イントロスペクト introspect）」と呼ばれる方法です(3)。内観とは、文字どおり「内を（intro）観る（spect）」こと、つまり自分自身の意識を観察することです。「内省」とか「反省」とかと言ってもよいでしょう。この方法の発想そのものは実にわかりやすくて、要するに、「他人の心」というものはどうしても観察不可能でわからないものだけれども、「自分の心」なら、まだわかる。だから、それを対象として、心の構造を分析しよう、ということです。この方法は、ドイツのヴィルヘルム・ヴントという人が十九世紀の後半にはじめたもので、これが心理学という学問のはじまりであるとされています。

「心のメカニズム」という考え方

もともと、たんなる「内省」や「反省」、つまり自分自身の心を観るということは、昔から哲学者がよく行なっていたことでした。あるいは、先ほど見た萩原朔太郎なども、自分自身の心を、詩という独特な言葉によって表現しようとしたわけですから、これも一種の内観であると言えなくもないでしょう。だからこそ彼は、詩は一種の心理学のようなものだと言ったわけです。

しかし、ヴントが行なおうとしたのは、そういう哲学や詩の言葉による、主観的な心の表現ではありません。そうではなく、彼は自分の心を「科学的」に分析しようとしました。つまり彼は、精神（心）の世界もまた、物質の世界と同じ原理で成り立っており、したがって、物理学や生理学など、物質の世界を分析するのと同じ原理で分析することができるはずだと考えたのです。そしてその「物質の世界の原理」というのは、再三繰り返してきたように、機械論でした。ですから彼は、精神もまた、物質と同じように、機械的な構造をもっているはずだと考えて、そのメカニズムを分析しようとしたのです。そうすれば、「心のメカニズム」としての「心の科学」が成り立つはずだと、彼は考えたわけです。

内観主義の限界

この内観という心理学の方法は、それなりに厳密な方法論として仕立てあげられましたし、一定の成果も上げました。しかしながら、はたしてこの方法によって得られた「心についての知識」が、物理学や生理学のような「自然についての知識」と同様に、客観的で普遍的なものであるかと問えば、その答えは、わかりきっているでしょう。

もちろん、答えは否です。なぜなら、この方法によって、どれほど精密に「心のメカニズム」が分析されたとしても、それはあくまでも、「私の心」という、徹底的に個別的なものについての知識でしかありえないからです。「心」というものは、徹底的に私秘的な、隠されたものであって、他人の心というものは絶対に誰にもわからないものであったはずです。だとすれば、仮に「私の」心のメカニズムが完璧に解明されたとしても、「すべての人間の」心が、それと同じメカニズムであるという保証は、どこにもないのです。

　自然や身体といった物質的なものであれば、すべての人間に観察可能なものですから、「すべての人間にとってそうである」という客観的で普遍的な知識を確立することが、いちおうはできます。けれども、「私の心」は、他の人には観察できません。ですから、それをどんなに厳密に分析したとしても、しょせんそれは、どこまでも主観的で個別的な知識であることを免《まぬが》れないのです。そこで、何か別の方法で、客観的で普遍的な「心についての知識」を確立できないかということで考えられたのが、行動主義という方法でした。

第2節　行動主義——「心」の「身体」への還元

心理現象の身体現象への還元
　内観心理学によっては「心」についての客観的な知識が得られないのは、そもそも「心」というものが客観的に観察できるものではないからでした。そこで、心理学の新しい方法を考えた人は、こう考えました。「心」などという、どうしても客観的に観察できないものを対象にしようとするから、心理学は科学として成立しないのだ。それならば、客観的に観察できるものだけを対象にすれば、科学としての心理学が成立するはずだ。
　これまた実にわかりやすい発想ですが、では、「客観的に観察可能なもの」とは何でしょうか。言うまでもなく、それは物質的なものです。つまり、身体です。身体の「行動（ビヘイビア behavior）」だけを分析の対象とする、という意味で、この方法は**「行動主義**（ビヘイビアイズム behaviorism）」と名づけられました。言うならば、心の問題を、「心」の問題そのものとして扱うのではなくて、それを「身体」の問題に置き換えて扱おうとするわけです。この**「心理現象の身体現象への還元《かんげん》**（置き換え）」が、行動主義心理学の方法論です。

そうすると、たとえばこういうことになります。いま私が、顔を真っ赤にして、目を吊り上げて、大声で怒鳴ったとします。ふつうは、その私を見れば、「この人は怒っている」と思うわけですが、行動主義の立場に立つならば、「この人は怒っている」とは、言ってはいけないのです。なぜなら、「怒っている」というのは「感情」ですから、それは私の「心」の問題です。私が本当に怒っているのか、それとも怒っているふりをしているだけなのかは、客観的にはわかりません。わからないから、それはわからないままにしておいて、わかることだけ、つまり客観的に観察できるところだけを取り扱おう、というのが、行動主義の発想です。ですから、この場合であれば、「この人は怒った」とは言わないで、「この人は顔を赤くして、目を吊り上げて、大声で怒鳴った」と言わなければならないのです。

もちろん、「顔が赤くなった」とか「声が大きくなった」とかというのは、まだ主観的であいまいさを残しています。しかし、これをより客観的で厳密な観察として記述しようとすれば、どうなるでしょうか。「血圧がいくつ上昇した」とか、「アドレナリンがどれだけ分泌された」とかという数字に置き換えることが可能です。こうして、「怒り」という主観的な「心」の問題を、血圧やホルモンの分泌量といった客観的な数字に置き換えることによって、心理学を客観的科学にすることが可能だと考えられたわけです。二十世紀になって、この行動主義という方法を考えたのは、アメリカのジョン・ワトソンという人でした。

行動主義と人間機械論

ここで一つ注意しておいてほしいのは、この行動主義という心理学の方法は、「心理学」と称していながら、その実、「心」の問題をいっさい扱っていないということです。繰り返しますが、心の問題を「心」の問題そのものとして扱うことを放棄して、それを身体の問題に置き換えて扱おうとするのが、この行動主義という方法なのです。怒りを「怒り」という心の現象として扱うのではなく、「血圧の上昇」のような身体の現象として扱うのです。実際ワトソンは、「行動主義心理学の最も緊密なパートナーは生理学である」と言い、事実上、両者に違いはないと言っています。

そうすると、この行動主義という心理学の立場は、ほぼ必然的に、かぎりなく「唯物論」や「人間機械論」に近づいていくことになります。感情や感覚といった、目に見えない「心」の問題を、すべて、目に見える「身体＝物質」の問題に置き換えて扱おうとするからです。

実際、ワトソンに行動主義の考え方のヒントを与えたのは、あの「パブロフの犬」の実験で有名な「**条件反射**」の考え方でした。動物の行動が、外界からの「刺激」に対する、自動的＝機械的な「反応」で成り立っている、という考え方にヒントを得て、ワトソンは、それと同じ原理で、人間の行動を分析することができるはずだと考えたのです。それゆえに、行動主義心理学は「SR心理学」とも呼ばれます。人間の行動を、「**刺激**（Stimulus《スティミュラス》）」と「**反応**（Response《レスポンス》）」という機械的な法則によって分析しようとするものだからです。

なお、さらに言えば、日本語では、「行動」という言葉は、動物と人間にだけ使われます。「鉛筆の行動」とか「惑星の行動」とかというような言い方はしません。しかし、英語では「行動」も「運動」も「ビヘイビア」です。鉛筆や惑星のようなモノ（物質）には、「運動」という言葉を使います。しかし、英語では「行動」も「運動」もビヘイビアです。つまり、ちょうど「身体」「自然」「物質」がすべてフィジカルなものと言われるのと同様に（第4回の図4－2参照）、そのフィジカルなものの「運動」は、すべてビヘイビアなのです。したがって、実はこの「行動主義（ビヘイビアイズム）」という言葉そのものに、人間を完全にモノのフィジカルなビヘイビア、つまり物質の運動の原理だけで扱い、分析するのだ、という意図が込められているのです。

「科学としての心理学」の目的

しかし、それにしても、どうしてこのワトソンという人は、あるいは心理学者たち一般は、こうも心理学を「科学」として確立することにこだわったのでしょうか。たんに人間の心について知りたいだけであれば、それこそ哲学や文学や詩で十分であって（むしろそのほうがより深く「心」というものを知ることができそうなものです）、何もここまで「科学」であることにこだわる必要はないでしょう。しかし彼ら、とくにワトソンには、心理学をあくまでも「科学」として確立しなければならない、明確な理由がありました。

それはほかでもなく、人間の心または行動を、支配・コントロールするということです。第3回の授業で、「科学」とは、自然（対象）を支配し、コントロールする「力」を獲得することを目的とするものだ、ということを見ました。対象を支配している因果関係の法則を知ることによって、人間がそれを応用して、対象を支配・操作することが可能になる。これが「科学」の目的でした。心理学が、あくまでも「科学」であることにこだわるのも、まさにその目的を達成するためなのです。ワトソンは、その著書『行動主義』のなかに、はっきりとこう書いています。

> 行動主義者の、人間の行為に対する関心は、単に傍観者的観察としてのそれにとどまらない――彼は、ちょうど物理科学者たちが、他の自然現象を制御し、意のままに動かすことを欲しているように、人間の行動について予言し、それを制御することを可能にする、というのが行動主義の仕事であるのだ。(4)

行動主義（行動科学）は、人間を、いわばS（刺激）とR（反応）の束のように見立て、その因果関係の法則を分析することによって、人間の心と行動を制御可能なものにすることを目的とした学問なのです。だからこそ行動主義は、二十世紀において、まさに人間を対象とする教育や医療・看護・福祉の世界で絶大な影響力をもちました。言うまでもなく、この行動主義の理論を用いることによって、生徒や患者を、より勉強が好きになるようにとか、より道徳的に行動するようにとか、あるいは、より健康であろうと欲するように、とかというふうに、特定の行動に向けて意図的に「操作」することが可能であると考えられ、現にある程度可能であったからです。

行動主義は、一九七〇年代くらいまでは大きな影響力をもったものの、その後、さまざまな批判が現われ、こんにちでは「行動主義は破綻した」と言われることもあります。しかし、現実にはまだ非常に強い影響力をもっていると言ったほうがよいでしょう。俗に言う「アメとムチ」（適切な行動には報酬を与え、不適切な行動には罰を与える）は、最も基本的な教育方法として、いまもおおいに利用されていますし、看護や教育の方法としてよく言われる「動機づけ→行動変容」というのも、典型的な行動主義の考え方です。

別にそれが悪いと言っているわけではなく、基本的には有効な教育や看護の方法であることはまちがいありません。けれども、他方で私たちが、生徒や患者を「いかに動機づけるか」とか「いかに行動を変容させるか」とかというふうに考えているとき、私たちはいつのまにか、生徒や患者を「ＳＲ機械」のように扱い、それを「操作」しようとしているのではないかということも、気にとめておく必要があるでしょう。

まとめに代えて

以上、内観主義と行動主義という、好対照な二つの心理学の方法の、基本的な発想の部分を中心に見てきました。あらためて振り返ってみると、結局、内観主義は、心を「心」として扱おうとしたがゆえに「科学」にはなりえず、他方、行動主義は、「科学」であろうとしたがゆえに、心を「心」として扱うことを放棄した、と言うことができます。このことからも、「心」と「科学」とは、まったく水と油のような関係で、「心の科学」なるものが、いかにありえないものであるかということが、あらためてよくわかると思います。「心の科学」という言葉自体が矛盾していて、これはほとんど「黒い白鳥」と言っているようなものなのです。

なお、この二つに加えてもう一つ、主流な心理学の方法として、ジグムント・フロイトが創始した「精神分析」があります。実はフロイトも、精神分析は「心の科学」である、と力説しています。どういうことかと言うと、精神分析学の偉大な「発見」とされるのは、何と言っても、人間の心には、本人が自覚している「意識」のさらに奥底に、本人も自覚することができない「無意識」がある、ということでした。つまり精神分析は、人間のさまざまな意識や思考あるいは行動は、無意識にあるさまざまな欲求が「原因」となって引き起こされる「結果」である、と考えるわけです。無意識が原因で、意識はその結果である。こういう仕方で、精神分析は、やはり人間の心を機械のように見立てて、そのメカニズムを分析しようとします。だからこれは科学なのだ、というわけです。そしてもちろん、そのうえで、ある精神疾患がどのような無意識の原因によって引き起こされているのかを分析することによって、それを操作＝治療しようとするわけです。

しかし、これが厳密な意味で「科学」ではありえないことは、ほとんど言うまでもありません。というのは、今回とくに注意して見てきたように、人間の「意識」でさえ、他人にはどうしても「わからない」ものであったはずなのです。それなのに、どうして、本人でさえ自覚できない「無意識」なるものが存在して、そこにどのような記憶が抑圧されていて、それがその人の意識にどのような影響を及ぼしているかというようなことが、精神科医には「わかる」のでしょうか。そもそも、その「無意識」なるものの存在を、誰かが見て、確かめたことがあるのでしょうか。

もちろん、そんなことはありえません。つまり、意識と無意識とか、自我と超自我とかといった、精神分析学のさまざまな「心の理論」は、いわば、絶対に確かめることができない、永遠の仮説のようなものなのです。もちろん、だからそんなものは何の根拠（エビデンス）もないデタラメだ、などと言っているのではありません。そうではなく、精神分析とは、いわば、さしあたりその仮説に基づいた治療を行なえば、精神疾患が治癒する場合がある、という実践的な意味をもつものです。しかし逆に言えば、これは、そういう実践的な意味しかもたないものなのであって、まちがっても、「すべての人の心はそういう構造をしている」という、客観的な科学的知識なのではないということです。やや極端な言い方をすれば、精神分析にとって重要なことは、あくまでも、結果として疾患が治癒するかどうかという問題なのであって、それが本当にその人の心の真実であるか否かという問題ではないのです(5)。

結局、「心」なるもの、とくに他人の心などというものは、絶対にわからないもので、どうしたって客観的に確かめることなどできないのだという、当たり前の事実に帰るほかないのです。そして、その当たり前の事実に帰ることこそが、実は重要なのです。

以前、「息が苦しい」と訴えている患者に対して、「メーターの数値は正常だから大丈夫です」と答える看護師の例を挙げました（第2回の第1節参照）。この看護師が、まるで絵に描いたような「行動主義者」であることが、いまや明らかでしょう。なぜならこの人は、「苦しい」という「心」の問題を、「メーターの数値」という「身体」の問題に、完全に置き換えて理解しているからです。正確に言えば、行動主義でさえ、「心」の問題はどうしてもわからないものだから、わからないままにしておこう、と考えたわけですから、たとえ「身体」の数値が正常であっても、なお「心」に苦しみや痛みを感じているという可能性は、残していたはずです。ところが、この人は、「心」の問題を完全に「身体」の問題に置き換えてしまっています。その結果、患者を完全に「モノ＝機械」としてしか、見ることができなくなってしまっているのです。

そう考えると、はたして「身体」とは別に、目に見えない「心」などというものが、本当に存在するのかどうかはわかりませんが、さしあたり、そういうものが存在すると「信じる」しかない。そして、「心」の問題と「身体」の問題とは、原理的にまったく別の問題なのだと、ひとまず考えておくしかない。そのように考えられてくるでしょう。事実としてそうであると言っているのではありません。人間は完全に機械と同じだと考えることも、一つの考え方としては可能です。しかし、生徒や患者を「人間」として扱い、教師と生徒、看護師と患者とのあいだに、人間と人間の関係を築こうとするならば、人間には何か目に見えない「心」のようなものがあって、それは絶対に他人には知ることができない、その人だけの固有のものなのだと、ひとまず考えておくしかないのです。これは、人間を対象とする教師や看護師が、いわばその必要上、もつことを求められる、一つの「信念」であると言えるでしょう。

（1）河上徹太郎編『萩原朔太郎詩集』〈新潮文庫〉（新潮社、一九六七年）一五－一六頁。
（2）同上、一五頁。
（3）吉本伊信《いしん》という日本人がはじめた「内観法」という有名な心理療法がありますが、これは心理学の方法としての「内観」とは関係ありません。ややこしいですが、混同しないようにしてください。
（4）J. B. Watson, *Behaviorism*, 2nd ed., p. 11. 村上陽一郎『近代科学と聖俗革命』（新曜社、一九七六年）二〇二－二〇三頁より再引用。
（5）したがって、実は精神分析は、科学よりもむしろ宗教に類似したものであると言うことができます。科学によっては知ることができない事柄について、ある仮説的な「解釈」を加え、その解釈を「信じる」ことによって、人間の「心」を救おうとするからです。伝統的な宗教への信仰が廃《すた》れ、それに代わって科学への信仰が支配的となった近代社会において、いわゆる「心の救い」を求める人が、宗教家ではなく、精神科医のもとに赴《おもむ》くようになったことも、その原因の一つはここにあると言えるでしょう。この現象はしばしば、近代人の「牧師から精神科医への移動」と呼ばれています（第10回の第2節参照）。

第6回　科学は何を知ることができ、何を知ることができないか

――カントが示した「理性の限界」

はじめに

これまで数回にわたって、科学的なものの見方や考え方とは、いったいどういうものなのかということを見てきました。再三にわたって強調してきたように、それは結局、対象を、合理的な仕組みで動いているモノ、すなわち機械のようなものとして見立てることを意味します。そして、その機械的な仕組み＝メカニズムを、対象の外側から、観察して分析する。この「**外側から見る**」ということが、すなわち「客観的」な観察であることを意味するわけです。

この授業のなかでも、これまで、看護や看護教育の世界での一般的な言葉づかいに従って、何の断りもなしに「**対象**」という言葉を使ってきました。しかし実は、この「対象」という言葉は、まさに科学

者（観察者）が、自分の外側にあるものを観察したり分析したり、あるいはそれを操作しようとしたりする場合に使われる言葉です。つまり、患者を「対象」と呼ぶこと自体が、医療者と患者の関係を、科学者とその対象、という関係で捉え、患者を「客観的」で「科学的」な観察・分析と操作の対象として捉えていることを意味しているのです。ちょうど物理学者が物体の運動を「客観的」に観察・分析・操作しようとするのと同じように、患者の身体と精神とを「客観的」に観察・分析・操作しようとする。これが「科学的」な医療の本質なのです。

病気や障害を治療するという目的を実現するための「力」を獲得するために、それが必要であることは、言うまでもありません。しかし、そうであるからこそ、少なくとも患者をたんなる機械として扱うのではなく、あくまでも人間として見ようとするのであれば、機械とは異なる人間の人間らしさとは何かということについて、医療者はある程度、自覚的でなければならないということにもなります。とりわけ、看護師という立場は、一方では医療者として、科学的なものの見方や考え方に基づく医療を行ない、しかし他方では、患者の「個別性に配慮する」とか「思いに寄り添う」とかといったことも要求される、たいへん難しい立場に置かれています。これは要するに、**一つの目では患者を「機械」として見ながら、もう一つの目では「人間」として見る**ということです。全然異なった二つの見方を、同時に行なわなければならないのです。

看護は「**サイエンスとアート**」によって成り立つと、しばしば強調される理由もそこにあります。これは実は、何も「理想的」なことを言っているのではないのです。そうではなく、これはまったく「原理的」なことです。「アート」というのが具体的に何を指しているのかを厳密に定義するのはなかなか難しいことですが、それはいまはさておくとして、ともかくも何か「サイエンス」とは異なったものの見方や考え方をもち込まないかぎり、「人間」に対する看護は原理的に成り立たないのです。

したがって、そのためにはまず、サイエンスというものが、何を、どのように、扱うものであり、そしてとりわけ、何を扱うことができないのかを、ある程度明確にして、自覚しておく必要があります。サイエンスが扱うことができないもの、そこからこぼれ落ちるものは何かということがわかれば、それが広い意味での「アート」の対象であるということになるからです。今回と次回とでは、「科学とは何か」ということを問題にしてきたこの数回の授業のまとめの意味も含めて、この問題について考えてみることにしましょう。

第１節　合理主義と経験主義——知識を獲得するための二つの方法

カントの知識論とその背景

科学は何を知ることができて、何を知ることができないかということを、なるべく厳密に整理しようとしたのは、デカルトから約百年後、十八世紀の**イマヌエル・カント**というドイツの哲学者です。カントの考え方が、そのままで絶対に正しいというわけではないのですが、彼の考え方の基本的な部分は、いまでも十分説得力をもっていて、私たち自身が考えを整理するために、おおいに有意義であると思われます。そこで、今回はこのカントという人の考え方を取り上げてみたいと思います。この人は物事をできるかぎり厳密に考えようとするので、実際には非常に細かい議論をしているのですが、そういう部分はなるべく切り捨てて、基本的な考え方の部分だけを、思い切って単純化して抽出してみます。

そのためにはまず、カントの哲学の背景にある、二つの対立する考え方を見ておく必要があります。それは、「**合理主義**」と「**経験主義**」と呼ばれるものです。これらは、簡単に言えば、人間は「知識」というものをどのようにして獲得することができるのか、そして、より確実な知識とはどのような知識であるのか、という問題についての考え方です。

演繹《えんえき》と帰納《きのう》

簡単に言えば、合理主義は「確実な知識は理性による合理的な推論によってのみ得られる」という考え方、それに対して経験主義は「知識は感覚による現実の経験によってのみ得られる」という考え方です。なお、哲学の世界では「経験」という言葉は、「感覚による知覚」というほどの意味で使われます。要するに、具体的な現実を、実際に目で見たり手で触ったりすることが「経験」です。知識は、理性によって得られるのか、それとも感覚（経験）によって得られるのか、というのが、この二つの考え方の対立点です。

この違いは、要するに論理学でいう「**演繹**《えんえき》」と「**帰納**《きのう》」の違いです。論理学や哲学の授業があれば、どこかで習うはずですが、これはいわゆる論理的思考というもののいちばんの基本ですから、忘れた人

【演繹】	【帰納】
人間は死ぬ（一般）	A、B、Cは死んだ（個別）
↓	↓
A、B、Cは人間である	A、B、Cは人間である
↓	↓
∴A、B、Cは死ぬ（個別）	∴人間は死ぬ（一般）

図6－1　演繹と帰納

や知らない人がいたら、この機会に覚えておいてください。

演繹とは、**普遍的・一般的な知識から、個別の事例についての知識を導き出す推論の方法**です。それに対して帰納とは、逆に、**個別の事例から、普遍的・一般的な知識を導き出す推論の方法**です。図6－1のような単純な例で、各々の基本的なかたちを見れば、別に何も難しい話ではありません。

図を見ると、左の演繹的推論は、「人間は死ぬ」という普遍的で一般的な知識がまず先にあって、そこから推論がはじまっています。そして推論の結果、AさんやBさんといった個別の存在についての知識が導き出されています。「一般から個別へ」というのはこういうことです。他方、右の帰納的推論は、逆に「Aさんは死んだ」「Bさんは死んだ」という個別の事例がまず先にあって、そこから推論がはじまっています。そして推論の結果、「人間は死ぬ」という、人間一般についての知識が導き出されています。「個別から一般へ」というのはこういうことです。

合理主義と経験主義の対立

合理主義は、確実な知識は演繹的推論によってこそ得られると考えます。デカルトが言ったように、「理性はつねに正しい」のですから、その理性が合理的に推論したこともまた、つねに正しいのです。逆に、感覚（経験）などという、あいまいで誤りやすいものは信用できません。そんなものに頼っていても、人間はいつまで経っても確実な知識を手に入れることはできないと考えるのです。実際、図6－1の例で見ても、この演繹的推論のなかには、実際に「Aさんは死んだ」とか「Bさんは死んだ」とかという具体的な現実の経験が、いっさい含まれていないことがわかります。やや極端に言えば、人間は理性を正しく働かせて合理的な推論さえすれば、いちいち個別の経験などしなくても、現実についての確実な知識を獲得できると考えるのです。

しかし、経験主義者に言わせれば、そんなものはとんでもない独断です。だいたい、図6－1の例で見ても明らかなように、演繹的推論がその出発点にしている「すべての人間は必ず死ぬ」という知識自体を、お前はどこから手に入れたんだという話になるでしょう。合理主義者は、そんなことは人間の理性が「先天的」に知っていることだ、と言います(1)。しかし経験主義者に言わせれば、人間が何かを先天的に知っているなどということはありえません。人間の精神は、最初はまったくの「白紙」の状態であり、そこに、さまざまな現実の経験を通じて、後天的に獲得された知識が一つずつ書き込まれていくと考えるのです。「人間は死ぬ」という、誰でもが常識として当たり前に知っている知識でさえ、これはまず先に「Aさんは死んだ、Bさんは死んだ……」という個別の現実についての経験があって、それをもとにした帰納的推論の結果として、はじめて得られたものなのだ、と考えるわけです。このような「経験なくして知識なし」という考え方が、経験主義の知識論です。

経験主義の帰結（1）――すべての知識は蓋然《がいぜん》的なものにすぎない

さて、この二つの考え方のうち、本当のところどちらが正しいのかというのは、実はなかなか厄介な問題で、実のところ、いまだに最終的な決着を見ていないようです。要するに、どちらにも一理あるのです。ただ、この二つの考え方の対立が、知識というものについての考え方にどのような展開をもたらしたのかということは、こんにちの私たちにとっても少なからぬ意味をもっています。

おそらく、ふつうに考えれば、経験主義の言っていることのほうが正しいと感じる人が多いと思います。人間には先天的に知識が備わっているというのはどうも嘘くさくて、「白紙」の状態に具体的な経験を通じて得られた知識が一つずつ書き込まれていくと考えたほうが、たしかにわかりやすいでしょう。赤ん坊のときにタバコの火で火傷するという経験をすることによって、はじめて彼は「タバコは熱い」とか「火は熱い」とかという知識を獲得すると考えるのが、自然と言えば自然です。

しかし、すべての知識は経験の繰り返しによって帰納的に得られたものだという、この経験主義の考え方は、さしあたり二つの点で、大きな問題をもっています。

まず第一に、帰納的推論によっては、絶対に確実な真理というものは、それこそ絶対に獲得することができません。帰納的推論というのは、現実に経験された具体的な事例の積み重ねがまず先にあって、そこから「いままでずっとこうだったから、たぶんこれからもそうだろう」とか、「多くの場合にこうだったから、たぶんほとんどの場合にそうだろう」とかと考える考え方です。したがって、この推論の方法によっては、どこまでいっても「たぶんそうだろう」とか「ほとんどの場合にそうだろう」というような、あいまいな知識しか得ることができません。図6－1の例でも、帰納的推論の結論として「人間は死ぬ」という知識が得られていますが、これも正確には「たぶんすべての人間は死ぬだろう」でしかありません。いままですべての人間が死んだからといって、これからもすべての人間が、必ず、絶対に、死ぬとは言い切れないからです。

このような、「たぶんそうだろう」とか「ほとんどの場合にそうだろう」とかという知識のことを、「**蓋然的**《がいぜん》」な知識と言います。「蓋然」の「蓋」は「蓋《けだ》し」と読んで、これは「おそらく」という意味です。「**必然**」は「必ずそうである」こと、つまり普遍的で一般的な知識を意味します。その反対の「**偶然**」は「偶々《たまたま》そうである」こと、つまり各々独立した個別の事例を意味します。「蓋然」はその中間で、「蓋し（おそらく）そうである」こと、つまり、全然バラバラな偶然で、何の法則もないというわけではない。かといって、絶対確実な必然とまでは言い切れない。「おそらく」「多くの場合に」そうだろう、ということを意味します。帰納的推論によっては、どこまでいってもこの蓋然的な知識しか得られませんから、結局、経験主義の知識論によれば、絶対確実な、普遍的で一般的な知識などというものは存在しない、ということになってしまうのです。

経験主義の考え方を徹底したデイヴィッド・ヒュームというイギリスの哲学者は、「明日、太陽が西から昇らないとは言い切れない」と言っています。太陽が東から昇って西に沈むというような、明らかに必然と言ってもよさそうな確からしい知識であっても、あくまでもそれは、「確からしい」知識なのであって「確か」な知識であるというわけではない。つまり、「いままでそうだったから、たぶん明日もそうだろう」という、帰納的で蓋然的な知識でしかありえないのだ、というわけです。

経験主義の帰結（2）――すべての知識は主観的なものにすぎない

第二に、経験とは「感覚」による現実の知覚でした。そして、これまでも繰り返し強調してきたように、感覚というものは、まったく主観的なものでしかないのでした。ということは、その感覚による経験の繰り返しによって得られた帰納的な知識というものは、結局、「私にはそう見えた」とか「私にはそう感じられた」とかという、主観的なものでしかありえないことになります。私が火に触れたら熱かったという経験を何度繰り返しても、それによって得られる知識は、結局のところ、「私にとって」火は熱いというものでしかありません。別の人にとっては、火は熱くない、という可能性は、どうしても残ってしまうのです。このように、帰納的推論からは、「すべての人にとって」火は熱い、というような「客観的」な知識が、どうしても出てきません。したがって、知識は経験によってのみ得られると考える経験主義の考え方に基づくならば、人間のあらゆる知識は主観的なものでしかありえない、ということになってしまうのです。

こうして、経験主義の知識論は、人間の知識というものは、結局どこまでも主観的で蓋然的なものにすぎず、客観的で普遍的な知識などというものは存在しない、という結論に至ってしまうのです。そうすると、これはこれで困ったことになります。言うまでもなく、これでは、いつでも、どこでも、誰にとっても確実であるような、科学的知識などというものは存在しないということになってしまうからです。

たしかに、究極的にはそうなのかもしれません。しかし、そうは言っても、やはり２＋３＝５のような数学の知識や、$2H + O \rightarrow H^2O$のような因果関係の知識は、たんなる主観というよりは、何らかの客観性や普遍性をもっていると考えたほうがよいのではないか。つまり、結局、理性はつねに客観的で普遍的な知識を導き出せるとする合理主義も、すべての知識は感覚に基づく主観的で蓋然的なものにすぎないとする経験主義も、どちらも極端すぎるのであって、いわば半分は正しくて、半分はまちがっている。そして、実際には、人間の知識というものは、この両方が組み合わさって成り立っているのではないか。そう考えたのがカントでした。

第２節　カントの知識論——合理主義と経験主義の総合

カントとヒューム

カントは最初、デカルトと同じような合理主義者でした。しかし、同時代人で交流のあったヒュームの本を読んで、衝撃を受けたといいます。「私はデイヴィッド・ヒュームのおかげで、独断の眠りから目を覚ますことができた」と彼は書いています。とりわけ彼が衝撃を受けたのは、「因果法則は、対象のなかにではなく、人間の心のなかにある」というヒュームの言葉でした。合理主義者は、世界（自然）は機械のようなものであり、因果法則によって成り立っている、と考えます。したがって彼らは

「因果法則は対象のなかにある」と考えます。それは客観的に存在するのです。そして人間の理性は、その客観的に存在している因果法則を解明するのだ、と考えるわけです。ところがヒュームは、それも結局は人間の主観なのだと言ったのです。客観的に、自然が因果法則によって成り立っているのではなくて、人間が、自分の主観のなかで、自然現象を〈原因と結果〉という思考の枠組みに当てはめて、見ているにすぎない。それはいわば、人間の「思考の癖」のようなものである。だから、自然法則や因果法則といった科学的知識さえも、それはあくまでも、人間の主観にすぎないのだと言ったわけです。

カントは、このヒュームの考えを受け容れました。すべての知識は人間の主観であるという経験主義の考え方を、半分は認めたのです。けれども、もう半分は、合理主義の考え方を残しました。要するに、知識というものは、感覚（経験）だけによるのでも、理性だけによるのでもなく、感覚と理性の協働によって、はじめて成り立つ、と考えたわけです。

科学的知識の構造――感覚と理性の協働

最初にも言ったように、細かい部分を抜きにして、この考え方の基本的な発想だけを見れば、これは実にシンプルでわかりやすいものです。ものすごく単純化して図式化してみると、図６－２のようになります。

まず、たしかに経験主義の言うように、知識は経験から出発します。経験なくして知識はないのです。人間はまず、感覚によって現実を経験する。この人間が感覚によって経験した現実のことを、「現

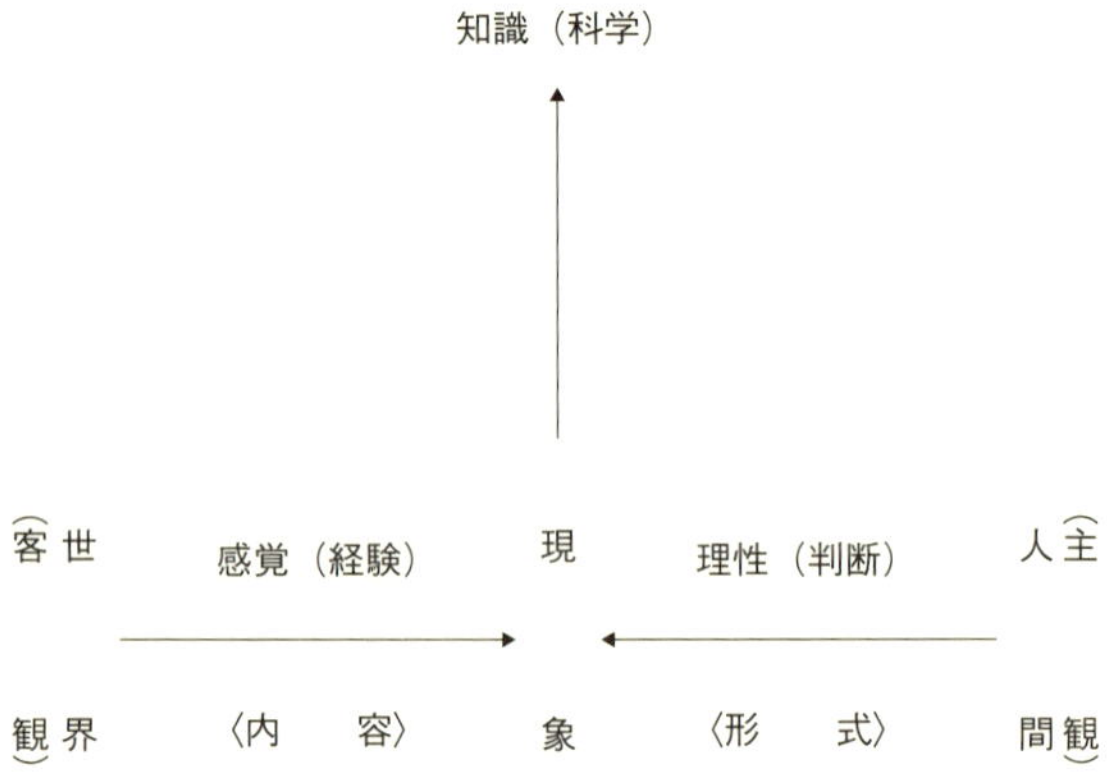

図６－２　知識の構造（感覚と理性の協働）

象」と言います。要するに、人間が見たり触ったりした世界のことで、人間の感覚の上に現われた世界の像（ビジョン）のようなものと考えればよいでしょう。しかし、この現象そのものは、たんに感覚されただけの、いわば「何となくこんなかたちをしている」とか「何となくこう感じられる」というような、あいまいなものにすぎません。また、そのつどの瞬間瞬間の現象が、個々バラバラで、まったく整理されていないような状態です。これでは「知識」と呼べるようなものは成り立ちません。

　そこで、人間の理性が、このぼんやりとしてあいまいで個々バラバラな現象に、論理的な整理をつけます[2]。いわば、何となく感じられただけの世界の現象を、いくつかの論理的な「形式」で整理するのです。たとえば数・量、因果関係、偶然か必然か、といったものです。与えられた現象を、数字という論理的な言葉に整理しなおしたり、ある現象と他の現象を原因と結果の関係に整理したり、ある現象が因果関係によって必然的に起こった結果なのか、それともたんなる偶然なのかを識別したり、といったことです。こういうふうに、与えられた現象を、**論理的な形式に当てはめて整理することを「判断」**と言います。

　こうして、要するに、まず感覚による現実の経験があり、それに対して理性が論理的な判断を加えることによって、はじめて「知識」というものが成立する、と考えるわけです。「感覚と理性の協働」というのは、こういうことです。感覚（経験）が、知識の「**内容**」を与え、理性が「**形式**」を与える。そしてカントは、この理性による判断の「形式」は、すべての人間に「先天的」なものであり、したがってすべての人間に共通のものである、と言います。すべての人間は、先天的に、同じ判断の形式をもっている。したがって、その判断の形式に整理された知識は、すべての人間に共通の知識であり、その意味で、普遍的で客観的なものであると考えてよろしい。それが「科学」である、というわけです。

　もちろん、本当にすべての人間が共通の理性（判断の形式）をもっているのかどうかなど、証明することはできませんから、明らかにこれは独断です。けれども、こういう独断をどこかでもち込まないかぎり、普遍的で客観的な知識＝科学というものは、どうしても成立しないのです[3]。結局、カントが言ったことを、ものすごく大胆に翻訳すれば、どうしてなのかはわからないけれども、ともかくも人間は、物事を数学のように合理的に考えたり、因果関係に整理して認識したりする能力をもっている。そして、そういう認識の仕方と能力は、すべての人間に共通である。そう考えておかないと、客観的科学（真理）というものは成立しないし、すべての知識は個々人の恣意《しい》的（好き勝手）な主観にすぎないということになってしまう。だから、ひとまずそう考えておきましょう。ということであったと言っても、あながちまちがいではないでしょう。

科学が知ることができないもの（1）――「もの自体」

さて、理性の判断形式が先天的で普遍的なものかどうかという問題はともかくとして、「知識」というものが、感覚と理性の協働によって成り立っているという考え方自体は、まあそれはそうだろうという感じで、別にたいした話でもないように思われます。ふつうに考えれば、私たちはたいてい、まず具体的な現実を経験して、それに対してあれこれと思考や判断を加えることによって、現実についてのさまざまな知識を獲得しています。だから、これはこれでひとまずよいのですが、問題は、仮に知識というものが、おおむねこのような仕組みで成り立っているのだとすれば、逆に、人間は何を知ることができないのか、ということです。今回のテーマは、「科学は何をどのように知ることができ、何を知ることができないか」でした。そして右に見たのは、「科学は何をどのように知ることができるのか」です。では、ここからこぼれ落ちるものは何か。科学的知識の対象にならないものは何か、ということを考えてみましょう。

それは、大きく言って、二つあります。まず一つめは、いわば、世界そのものの、厳密な意味での客観的な姿です。本当のところ、世界がどのような姿・形をしていて、どのような仕組みになっているのか、というようなことは、人間には絶対に知ることができない。なぜなら、人間は、人間の身体の感覚を通じて得られた「現象」についての、人間の理性の判断形式（認識の枠組み）によって整理された知識しか、獲得することができないからです。その「現象」の向こう側にある「世界」そのものには、どうしても人間の認識は届かないわけです。カントはこれを「もの自体」と呼びました。人間が認識した世界ではなく、世界それ自身に即した、そのありのままの姿、というほどの意味合いです。要するに、人間は人間の見方や考え方でしか、世界を認識できないということです。これはこれでよいでしょう。

科学が知ることができないもの（2）——経験することができないもの

重要なのは、二つめです。カントは、「経験なくして知識なし」という経験主義の考え方を、半分は受け容れたのでした。まず具体的な現実の経験があり、それについて理性が論理的な判断を加えることで、はじめて知識（科学）が成り立つのです。ということは、逆に言えば、「経験を欠いたもの」や「経験できないもの」については、そもそも知識は成り立たない、ということになります。

では、「経験できないもの」とは何でしょうか。経験とは「感覚による現実の知覚」でした。ですから、「経験できないもの」とは、感覚によって知覚することができないものです。要するに、見たり聞いたり触ったりすることができないもの、すなわち「非物質的」なものです。「精神的」なものと言ってもよいですし、「形而上的」なものと言ってもよいです（第4回参照）。

では、「非物質的」なものとか「精神的」「形而上的」なものとは、どういうものでしょうか。それには、いろいろ挙げることができます。たとえばもちろん「心（精神）」がそうです。前回、「心の科学」をめぐる考え方をあれこれと見てみましたが、実はすでにカントは、「科学的心理学」というのはそもそも言葉の矛盾であるということを言っています。心そのものを経験することはできないからです。これは、もはや言うまでもないでしょう。

それから、その精神の産物である、「意味」「価値」「目的」のような観念もそうです。ある出来事がどのような「意味」をもっているか、ある事柄が善であるか悪であるか。このような問題は、科学的なものの見方や考え方からは、いっさい抜け落ちます。**世界や人間の生の出来事の「意味」や「価値」や「目的」には、科学は本質的に無関心**なのです。

そして、もう一つ見逃してはならないのは、いわば最も形而上的な（現実を超えた）事柄である、「神」や「死後の世界」といった宗教的な事柄です。「神」や「死後の世界」は科学の対象ではないと言われても、まったく当たり前のことだと思われるかもしれません。しかし、このことの意味を誤解している人が（とくに日本人には）意外に多いのです。

無神論もまた一つの「信仰」である

「神」や「死後」といったものは、具体的な現実を超えた形而上的なものですから、それを経験することはできません。したがって、それについての知識を獲得することはできません。要するに、それは誰にとっても、永遠に「わからない」ものなのです。しかし、この点には注意しておいてほしいのですが、「わからない」ということと、それが「存在しない」ということとは、全然違います。神が存在するかしないかとか、人間は死んだらどうなるのかというようなことは、人間には永遠に「わからない」

ことであるはずなのです。「死後」を「経験」したことがある人、つまり死んでみたことがある人は、生きている人間のなかには絶対に存在しないからです。にもかかわらず、「神は存在しない」とか「死後の世界は存在しない」などと、さもそれが客観的な事実であるかのように断言する人が（とくに科学者と称する人に）大勢いるのは、どうしてなのでしょうか。彼らは、自分が知ることができないはずのことを知っていると思い込んでいるのです。科学の立場に立つならば、「死んだらどうなるのかは、私にはわからない」と言わなければなりません。または、「死後の世界は存在しないと、私は信じます」と言わなければならないのです。

経験できる事柄であれば、実験や観察によって、それが客観的に正しいかどうかを「**確かめる**」ことができます。しかし、経験できない事柄については、それができません。それについては、ただあれこれと「**考える**」ことができるだけです。そして、「Aと考えることもできるし、Bと考えることもできる」という場合に、そのどちらをとるかは、最終的には個々人の決断の問題であると言ってよいでしょう。それが「**信じる**」ということです。神が存在すると信じるのか、存在しないと信じるのか。死んだら無になって何も残らないと信じるのか、それとも何かしら「死後の生」のようなものがあると信じるのか。これらは、ともに、科学的知識の対象にならない事柄、つまり人間が客観的に知ることができない事柄についての、個々人の主観的な信念であり、そういう意味での一種の「信仰」であるという点においては、変わりはないのです。

教育や看護の世界で、宗教的な信念や信仰を生徒や患者に押し付けてはならないということは、近代社会の約束事としてつねに言われることです。しかし、注意しておかなければならないのは、それはたんに、「神が存在する」とか「死後の世界が存在する」とかという信念を押し付けてはならないというだけの意味ではないということです。「神は存在しない」とか「死後の世界は存在しない」とかというのも、それが存在するという信念と同様に、一つの宗教的な信念であり、信仰なのです。それゆえに、**無神論という考え方は、それ自体が一つの宗教であるとも**、しばしば言われます。生徒や患者に信仰を押し付けてはならないというのは、そういう「**無神論という宗教**」を押し付けてはならない、という意味でもあるのです。

対話的援助の可能性と必要性

実際、先にも言ったように、とくに現代の日本人には、神とか魂とか死後の世界とかが存在しないということを、あたかも客観的な事実であるかのように信じている人が大勢います。そうすると、その人は、自分は客観的で正しい事実の立場に立っていて、そういうものの存在を信じている人は、何か特別な主観的な信念をもっている特殊な人だ、という見方になってしまいます。そこからは、いわば対等な立場での対話の可能性は、開かれてきません。しかし、そうではなく、存在すると信じている人も、存在しないと信じている人も、どちらも、人間が客観的事実として知ることができない事柄についての、主観的信念を抱いているという点においては、まったく同じなのです。このことを認識することによって、はじめて、対等な立場での対話の可能性が開かれてくるのです。大事なことは、自分は知らないということを知ることなのです。

以前、近代の医療者は科学という知識をもっている存在である以上、医療者と患者との関係には、知識をもっている人ともっていない人、「啓蒙」する人とされる人という、一種の上下関係が必然的に生じてくるという問題を見ました（第3回参照）。科学の対象となる事柄、つまり物質や身体に関する事柄については、たしかにそうですし、またそうでなければなりません。医療者が患者よりも、身体や病気のメカニズムをよりよく知っていて、それを「教える」ことができなければならないのは当然のことです。けれども、科学の対象とならない事柄、つまり精神的・形而上的な事柄や宗教的な事柄については、そうではありません。そういう事柄については、すべての人間が、知らない者または知ることができない者として、根本的に対等なのです。したがってまた、そこでは科学のように、「知っている人」が「知らない人」に「教える」ということはできません。つまり、上からの一方的な「指導」や「教育」ではなく、その時、その人にとっての、よりよい答えを、相手の立場に寄り添いながら共に探し求めるという、いわゆる対話的援助が必要となるのは、まさにそこにおいてなのです。

（1）この「先天的（生まれつき）」のことを、ラテン語で「ア・プリオリ（a priori）」と言います。先天的であるということは、経験に先立っているということでもありますから、「先験的《せんけんてき》」と訳されることもありますし、「無条件に」というほどの意味にもなります。学術用語としてよく使われる言葉ですので、この機会に覚えておくとよいでしょう。反対の「後天的に」「経験によって」は、「ア・ポステリオリ（a posteriori）」と言います。

（2）厳密に言えば、カントは「理性」という概念と「悟性《ごせい》」という概念を使い分けていて、ここで言っているのは

「悟性」の働きなのですが、ここでは単純化して、「理性」に統一しておきましょう。
（3）　結局、あのデカルト問題（第4回の注2参照）に帰ってきてしまうわけです。カントはデカルトのようにあからさまに「神」をもち出しはしませんでしたが、「先天的」であるという言い方をするとき、やはり内心では「神に与えられたもの」と考えていたのでしょう。

なお、十九世紀の終わりになると、ニーチェという哲学者が現われ、「神は死んだ」と宣言しました。神が存在しないのであれば、当然、デカルトやカントが、神がすべての人間に与えたものと考えた「普遍的な理性」などというものも、存在しないことになります。ですからニーチェは、人間のありとあらゆる知識のいっさいは、すべて、まったく何の根拠もない主観にすぎない、と言いました。「近代（モダン）」は、人間の理性の確かさと普遍性に信頼を置いていた時代でしたが、ニーチェ以後の現代は、その理性への信頼も失われ、いっさいが個々人の主観へと解体されて、「確かなもの」が何もなくなってしまった「近代以後（ポスト・モダン）」であるという考え方もあります。

第7回　科学と哲学と宗教
――「確かめる」「考える」「信じる」の違い

はじめに

カントは、科学的知識とは、感覚（経験）が「内容」を与え、理性が「形式」を与えることによって成り立つものだと考えました。したがって、そもそも経験することが不可能な事柄については、科学的知識は成り立たないということにもなります。「神」は存在するかとか、「死」の先はどうなっているのかなどといった事柄は、そもそも知識の「内容」が欠けているのですから、いくら議論したところで、「空論」でしかありえないわけです。

とはいえ、カントが言いたかったことは、だからそんなことは考えても無意味なのだというようなことではありません。彼の有名な言葉に、「私は、信仰に席を空けるために、知識（科学）に制限を加えた」というものがあります。彼は要するに、**科学と宗教の区別**を明確にしようとしたのです。科学は何を知ることができないかという「**理性の限界**」を明確にすることによって、その理性の限界内の事柄は科学の領域、理性の限界を超えた事柄は宗教の領域、というかたちで、両者の棲《す》み分けを意図したわけです。

いまでも、前回も触れたように、「神は存在しない。そんな証拠はない」などという科学者（？）がいるかと思えば、聖書の記述を一字一句文字どおりに信じて、たとえば進化論を認めないような人もいます。これらはどちらも、科学と宗教の区別ができておらず、本来宗教の領域であるはずの事柄にまで科学の原理をもち込んだり、逆に科学の領域であるはずの事柄に宗教の原理をもち込んだりしているわけです。後者のような態度を、しばしば宗教的原理主義と呼んだりしますが、前者もまた、科学の原理だけしか認めないという意味で、いわば**科学的原理主義**なのです。または、科学を宗教にしてしまっているという意味で、**科学信仰**と呼ぶべき態度であると言わなければならないのです。

たしかに人間は、経験可能な現実についての知識しか獲得することはできません。経験できない事柄については、いくら論理的に考えたところで、結局は空論です。けれども、それでもなお、人間は経験を超えたさまざまな事柄について、結局は空論であると知りつつも、なお考えることはできますし、あるいは考えざるをえないときもあります。それもまた、人間の理性の一つの側面なのです。つまり、人間は、経験を超えた形而上的な事柄については、客観的事実として「確かめる」ことはできないけれども、なお「考える」ことはできる。それは「知識」の対象ではないが、なお「思惟《しい》」（理性によって論理的に考えること）の対象ではありえる、ということになるのです。

そして、「知識」の対象ではないが「思惟」の対象ではある事柄について、では実際にどのように考えることを選ぶのかということは、最終的には、個々人の選択または決断の問題になってくるでしょう。そこに現われてくるのが、「信じる」という態度、つまり、広い意味での「信仰」です。結局、「知識」の対象ではなく「思惟」の対象でしかない形而上的な事柄は、最終的には、「信仰」の対象になってくるわけです。

このように、人間には、大きく分けて、「**確かめる**」「**考える**」「**信じる**」という、三つの知的な態度とその対象があると考えることができます。堅苦しい言い方をすれば、「知識」と「思惟」と「信仰」、あるいは「**科学**」と「**哲学**」と「**宗教**」です。今回は、この三つの関係を、もう少し詳しく考えてみて、それらが人間の生にとってどのような意味をもっているのかということを、あらためて考えてみることにしましょう。

第１節　科学と宗教の違い

「形而上的なもの」とは

まず、あらためて確認しておきますが、いま問題にしている「知識（科学）」の対象にならないものとは、何度も言っている「形而上的なもの」（精神的、非物質的なもの）です。ですから、そういう意味での「神」や「魂（精神、心）」や「死後」が存在するかとか、存在するとしたらどのようなものかというような問題は、たとえば宇宙人やＵＦＯが存在するかというような話とは、全然違います。問題の性質が、本質的に違うのです。

宇宙人やＵＦＯは、物質的なものですから、経験の対象になります。したがって、これは科学的な事実判断の問題です。もしそれが存在すると主張するのであれば、その「証拠」（エビデンス）を示さなければなりません。けれども、「神」や「魂」や「死後」のようなものについては、そんなことはできません。同じ「存在する」という言い方をしていても、何かそういうモノ（物質）が存在するかしないかという問題ではないのです。経験できないものであり、それゆえに純粋な思惟の対象であるもの（要するに、人間が頭のなかで考えることができるだけのもの）というのは、そういうもののことです。

「信じる」という行為の意味

これは、いかにもつまらないことを言っているようでもありますが、意外に重要なことなのです。なぜなら、このことを確認することによって、私たちがしばしば「信じる」という言葉の意味を誤解して使っていることが見えてくるからです。

「宇宙人は存在するか」という問いと、「神は存在するか」という問いは、同じ「存在する」という言葉を使っていても、実際には全然意味が違うと言いました。同じように、「あなたは宇宙人の存在を信じますか」という問いと、「あなたは神の存在を信じますか」という問いも、同じ「信じる」という言葉を使っていても、やはり全然意味が違うのです。

前者は科学の対象であり、したがって客観的な事実であるか否かを確かめることができる事柄です。ですから、この場合の「信じますか」は、実際には「事実として認めますか」という意味です。しかし後者は、科学の対象ではない事柄、つまり客観的な事実であるか否かを確かめることができない事柄について、「あなたはどのような考え方を選びますか」と問うているのです。つまり後者は、いわば世界と人生に対する自分自身の「**態度**」を問うているのです。ここで言う「態度」とは、世界のなかでの、自分自身の生き方や死に方、日々の生活の仕方、他者への関わり方などのことです。神や魂や死後といった形而上的な事柄について、どのような信念をもつかということは、こういったその人自身の生と死の態度に深く関わってくるのです。ここに、科学と宗教、「確かめる」ことと「信じる」こととの、大きな違いがあります。

「確かめる」ことと「信じる」こと

この違いは、次のような日常のなかの例で考えてみると、少しわかりやすいかもしれません。

ある日、私の妻が「今日は仕事が早く終わる予定だから、夜七時くらいには帰る」と言って出勤していったとします。そこで、早くに帰宅した私は、夕食の用意をして彼女の帰宅を待っていたとします。ところが、約束の七時になっても帰ってこない。それどころか、九時になっても十時になっても帰らず、電話やメールにも返事がない。ようやく十一時頃になって帰宅した彼女が、「急にたいへんな残業が入って、すっかり遅くなってしまった。忙しくてメールを返す暇もなかった」と事情を説明し、「疲れすぎて食欲もない」と言って、私がせっかく用意した食事にも手をつけなかったとしましょう。

私が「疑う」ということを知らない人間であれば、「それはたいへんだったね」の一言ですむでしょう。しかし人間には、(デカルトのように)あらゆることを疑うという能力があります。だから私は、「彼女の説明は本当だろうか。実は誰かと食事でもしてきたんじゃないのか」などと疑うことができてしまいます。彼女は、本当のことを言っている可能性もあるし、嘘をついている可能性もある。つまり、「どちらとも考えることができる」のです。

そこで私が、彼女の職場に電話をして、「妻が先ほどまで残業していたと言っていますが、それは本当ですか」などと確認をとり、「たしかにそのとおりです」という確証を得たうえで、「よろしい。俺はお前が本当のことを言っていると信じよう」と言ったとします。この場合、私は「信じる」という言葉を使っていますが、しかし、この私の態度は、本当に彼女を「信じる」ことを意味しているでしょうか。

もちろん、そんなことはありません。これは「信じた」のではなく、たんに事実を事実として「確かめた」だけです。または、その確かめられた事実を、事実として「認めた」だけです。私は、正確には、「お前が本当のことを言っていると、私は信じる」とは言わないで、「お前が本当のことを言っていると、私は認める」と言わなければならないのです。

では、この場合、「信じる」という行為はどういう態度を意味するでしょうか。それは、私が彼女の言葉を、確かめることをせずに受け容れることでしょう。そのときにはじめて、私は彼女を「信じた」ことになるのです。つまり、相手が本当のことを言っていると考えることも、嘘をついていると考えることもできる。「どちらとも考えることができる」場合に、そのうえで、本当のことを言っている可能性のほうを「選びとる」わけです。「信じる」というのは、このような「選択」または「決断」の行為であると考えることができます。

「賭け」としての信仰

もっと強い言い方をすれば、これは一種の「賭け」であると言ってもよいでしょう。相手が本当のことを言っている可能性も、嘘をついている可能性もあるなかで、そのどちらかの可能性に、自分自身の人生を「賭ける」ということです。自分自身を、何かその信じる対象に向けて、いわば投げ出すわけです。「信じる」ということは、このような、ある積極性と能動性をともなった行為であると考えることができます。それゆえに、何を、どのように信じるかという、広い意味での「信仰」の問題は、それによってその人の生き方や死に方が大きく変わってくる問題になってくるのです。

それに比べると、「確かめる」あるいは「認める」という行為には、そういう能動性はありません。もう一度、先ほどの例で考えてみると、私がたんに事実を事実として認めただけの場合、私はいわば裁判官のような立場から、事実判定を下しただけです。つまり、私の外側にある、私自身とは無関係な事柄に関して、それを客観的に確認しただけです。そこには、私自身の生き方の変化のようなものは、何もありません。これが、科学と宗教、「確かめる（認める）」ことと「信じる」こととの、大きな違いなのです。

言うまでもなく、いまのたとえそのものは、ある程度、客観的事実であるか否かを確かめることができる事柄ですから、確かめられるものは確かめればよいでしょう。けれども、「神」や「死後」といった、確かめることができない事柄については、この「信じる」という行為の意味が、いっそう切実になってくるわけです。「決断」や「賭け」といった性格が、いっそう強くなってきますし、それがその人にもたらす生き方や死に方の変化も、いっそう大きなものになってきます。そこに、信仰というものがもつ特有の力がありますし、同時に、難しさや危うさもあると考えることができるのです(1)。

信仰の「正しさ」とは？

さて、仮にそうであるとすれば、人が何をどのように信じるかという問題は、まさに個々人の自由な決断に委《ゆだ》ねられるべきでしょう。そうでなければ、つまり自分自身の自由な決断によって選びとった信仰でなければ、それはその人自身にとって意味と力をもたないと考えられるからです。教育者や医療者が、特定の信仰を生徒や患者に押し付けてはならないというのは、人間には「信仰の自由」があるという近代社会の約束事に基づくものではありますが、それと同時に（あるいはそれ以上に）、強制された信仰は、その人自身にとっての意味と力をもたないからだとも、考えておく必要があります。

なお、前回も強調しておいたように、ここで言う「信仰」というのは、たんに「神」とか「魂」とかが「存在すると信じる」ことだけを言うのではありません。それが「存在しないと信じる」こともまた、一種の「信仰」です。ですから、基本的には、誰が、何を、どのように、信じてもよいのです。「客観的に正しい」信仰などというものはありえないからです。

しかし、だからといって、いわゆる「何でもあり」でよいというわけにもいきません。信仰や信念の問題といえども、やはりある程度の「正しさ」の基準というものを考えておく必要があります。そうでなければ、たとえばキリスト教や仏教のような数千年の歴史をもつ伝統的な宗教を信じることも、何かとんでもないイカサマじみたエセ宗教を信じることも、結局は何の違いもなく、すべては「人それぞれ」で、他人がとやかく言うことではないというだけの話で終わってしまいます。それではやはり、ちょっと困るのです。

「哲学」の立場の重要性

もちろん、これは難しい問題ですが、さしあたり一つ言えることは、「哲学」という立場の重要性です。ここで言う哲学とは、学問としての哲学や哲学史のことではなく、科学や宗教と同様、一つの「立場」のことです。

ここまで、この授業では、科学と宗教の違いに焦点を置いて見てきました。科学は、確かめられることを確かめる立場であり、宗教は、確かめられないことを信じる立場です。しかしそうすると、この二つの立場は、いずれも、客観的に確かめることができない事柄について、「考える」ということをしない立場であると言うことができます。たとえば「死んだらどうなるのか」という問題について、科学の立場は、そんなことはどうせ確かめることはできないのだから、はじめから考えないことにします。つまり、問いそのものを排除するのです。それに対して宗教の立場は、たとえば「天国に行く」とか「生まれ変わる」とかというふうに、その問いに対する、ある特定の「答え」を与えます。その「答え」を選びとって信じることが信仰です。しかし、この「答え」は、客観的に確かめることができない事柄についての答えなのですから、明らかに一種の独断です。宗教は、科学が問わない（問えない）問いに対して、ある特定の独断的な答えを与えるのです。ということは、やはり宗教の立場も、その問いについて「考える」ということはしないわけです。科学は「問わない」。宗教は「答える」。こういう仕方で、どちらも「考える」ということをしないのです。

この二つの立場に対して、哲学の立場だけが「考える」ということをするのです。哲学というのは、どうせ考えたって答えのわからないことばかり考えている無意味なものだ、と言う人がよくいます。これは、半分は正しくて、半分はまちがっています。たしかに、哲学は「答えのない」問いを問うものです。「答えのある」問いは、科学の対象だからです。しかし、答えのない問いを問うことが無意味であるわけではありません。それは二つの意味でまちがっています。

第一に、人間には、どうしてもそういう答えのない問いを問わざるをえない局面があります。「死んだらどうなるのか」「なぜ私がこんな目にあわなければならなかったのか」「私に生きている意味はあるのか」。こんな問いには、たしかに「答え」はありません。だから、科学にとっては無意味な問いです。しかし、人間にとっては切実な問いなのです。確かな答えはわからないとわかっていても、それでも問わざるをえない問いなのです。

第二に、その問いに「答え」を与えるのが宗教ですが、哲学はあくまでも「考える」という立場に立つことによって、いわばその「答え」の一歩手前に踏みとどまるのです。つまり、哲学はいわば、宗教が与える「答え」が、本当に正しい答えなのかどうかを、慎重に吟味《ぎんみ》し、検討しようとするのです。デカルトがそうであったように、「考える」ということは「疑う」ということでもあります。だとすれば、ある意味では、哲学のない宗教ほど危険なものはないとも言えるでしょう。要するにそれは、いわゆる「妄信《もうしん》」や「盲信」、あるいは「軽信」や「狂信」といったたぐいのものになりかねません。疑うことは苦しいことでもありますが、しかし、疑うことによってこそ、より確からしい信仰を探し出し、選びとることもできるのです。

教師・看護師の立場

このように、哲学の立場、「考える」立場というのは、いわば**科学と宗教のあいだ**に立つものです。どうせ考えたってわからないのだから考えないという科学の立場と、ある特定の答えを独断的に与える（あるいは押し付ける）宗教の立場と、その両極端のあいだで、ある意味では悩み続けるのが、哲学という立場なのです。

そして、そう考えると、この意味での哲学の立場は、実はこの近代という時代において、教師や看護師が立つべき立場そのものであるとも言うことができるでしょう。科学の立場に立って、問いそのものを排除するというわけにはいきません。かといって、自分自身が宗教の立場に立って、ある特定の「答えを与える」わけにもいきません（それは聖職者のすることです）。教師や看護師は、生徒や患者に「答えを与える」のではなく、彼ら自身がみずからの答えを発見することを援助するのだというようなことは、つねづね言われることですが、これはまさに、哲学の立場に立つということでもあるのです。したがってまた、それがある程度できるようになるためには、当然、いくつかの条件が必要にもなってきます。

たとえば、繰り返し言ってきたことですが、そもそも人間にはそういう問いを問わざるをえない局面があるのだという、人間学的な認識をもっている必要があります。そして、そういう問いの問い方についても、ある程度の理解をもっていることが必要です。哲学的な問いの問い方、いわば順を追って思考を積み重ねていく訓練のことです。自分自身が、そういう問いを、ある程度でも問うたことがあるか、それともまったくないかでは、援助のあり方は大きく違ってくるはずです。

そしてもう一つ、そのような問いに対して、宗教が伝統的にどのような「答え」を与えてきたのかを知っておくことも重要です。それはたんに、どのような「答え」のバリエーションがあるかというような、宗教についての「客観的」な知識・情報を得ることだけではありません。それと同時に、なぜそれが「答え」でありえてきたのか、つまり、その「答え」を信じることによって、どのような人間の生き方と死に方が可能になるのか、ということを考えるということです。

第2節　まとめ――サイエンスとアート

さて、前回と今回のテーマは、「サイエンスとアート」でした。サイエンスが扱うことができない事柄を明らかにすることによって、それが広い意味でのアートの内容になるのではないか、ということを考えてみようとしてきたわけです。あらためて、簡単なまとめと、若干の補足をしておきましょう。

アートとは何か

そもそも、「サイエンスとアート」という場合の「アート」とは何かというのは、実にあいまいです。しばしば、「科学と芸術」と訳している教科書も見かけますが、「看護は芸術である」と言われても、何のことやら、あまりよくわからないでしょう。

かといって、何かこれといって適当な日本語もあまり見当たりません。アート（art）という言葉は、そもそもが非常に多義的なのです。試しに辞書を引いてみても、「芸術」「技術」「わざ」「学芸」「人工」「人為」等々、さまざまな意味が載《の》っています。だからこれは、さしあたり「アート」とそのままカタカナで表記しておくしかないようなものです。

ただ、そのなかでも、とくに根本的な意味は「人工」や「人為」で、この意味での「アート」は「ネイチャー（自然）」の反対語です。「自然に存在するもの」に対して、「人間がつくったもの」が「アート」なのです。そしてそこから、「芸術」「技術」「学芸（学問）」などの意味が派生しているわけです。また、複数形で「アーツ（arts）」と言うと、自然科学に対する**人文学**を意味することもあります。中世には、大学で教えられた哲学が「リベラル・アーツ」と呼ばれ、これはこんにちの大学での「一般教養教育」を意味します。

このような意味に注目してみると、看護がサイエンスとアートであるということの意味も、少しは明瞭になってくるでしょう。要するに、「自然」を扱うのがサイエンスであり、「人間」を扱うのがアートであるということです。そしてそのアートとは、芸術や哲学など、いわば人文学の総合体です。「人間がつくったもの」とか、その意味で「人間的なもの」とは、まさに宗教や芸術がそうですし、それらが生み出したり表現したりする「**意味**」や「**価値**（善や美）」、そしてそれらについて考える哲学などが、まさにアートであるわけです。そうすると、こういう意味でのアートを排除すると、たんにネイチャーだけが残るということにもなります。つまり、これまで何度も繰り返してきたように、たんなる自然＝身体＝物質だけが残るのです。

「考える」「感じる」「信じる」

フィジカルなもの、すなわち自然＝身体＝物質を、客観的に扱うのがサイエンスでした。したがって、メタ・フィジカルなもの、すなわち非物質的で目に見えない「精神的なもの」は、そこからこぼれ落ちてしまうのでした。あらためてまとめてみると、それはおおむね、次の三つであると言えます。

①**「心」の問題。心に属する主観的な「感覚」や「感情」の問題。**
②**現実を超えた形而上的なもの。「神」や「死後」の問題。**
③**精神の産物である「意味」や「価値」の問題。**

したがって、これらを扱うのがアートであると考えることができます。そして、こうしてあらためて見てみると、なるほどたしかに、これらの問題を扱ってきたのが、人文学と総称されるもの、なかでもとくに、**宗教と芸術と哲学**であることがわかるのではないでしょうか。これらはいずれも、科学によっては「確かめる」ことができない事柄についての、アプローチの方法なのです。宗教は「信じる」こと、哲学は「考える」ことであると言いました。それに加えて言えば、芸術は「感じる」ことだと言ってもよいかもしれません。

第5回で見た、詩人の萩原朔太郎の文章を、もう一度思い出してください。感情や感覚というものは、絶対的に個別的で主観的なものであり、それは「説明」することはできない。ただ、詩によって「表現」することができるだけである、と彼は言っていたのでした。だから、もう一度繰り返しますが、私たちが彼の心の内を知るためには、客観的に「理解」するのではなく、私たち自身が主観的に「感じる」しかないのです。

したがってまた、このように言うこともできます。まず先に他人の心の「理解」があって、そこに「共感」が生まれるのではありません。そうではなくて、まず先に「共感」があることによって、はじめて他人の心を多少は「理解」することができるのです。ナイチンゲールが、「自分で経験したことがない他人の感情のただ中へ自分を投入する」という言い方で、その重要性をしきりに力説した「共感」も、このことを指しているように思われます。

最も「確からしい」アートとは

しかし、そうは言っても、それらはしょせん自分の主観にすぎないものですから、どうしてもその「確からしさ」には不安がつきまといます。根本的には自分自身の主観に基づくしかないのだとしても、何かもう少し頼りになる、「確からしい」主観とでも言うべきものはないものでしょうか。その点について、最後に考えておきたいと思います。

実は、人間には、たんなる私一人の主観ではなく、もう少し確からしい主観というものがあります。それは、日本語では「**常識**」と呼ばれるものです。実は、正しい意味での「常識」こそが、いわば最も確からしいアートなのです。

「常識」という言葉も、もともとは哲学用語の一つで、これは**コモン・センス**（common sense）という英語の翻訳語です。ですから、これは直訳すると、「共通感覚」または「共同感覚」です。まさに「共感」なのです。そして、感覚というものは主観的なものでしたから、これは「共同の主観」という意味でもあります。

このコモン・センスという概念が、決定的な重要性をもつのは、前回見た経験主義の考え方においてです。経験主義の考え方では、人間のあらゆる知識は、帰納的に獲得された感覚的で主観的なものにすぎないのでした。そうすると、人間の知識や認識の確からしさ（蓋然性）は、結局、経験の多さに比例することになります。つまり、多くの人が、何度も、繰り返してきた経験に基づく知識こそが、最も確からしいものである、ということになるのです。そういう、歴史的に繰り返されてきた経験のことを、**「伝統」**や**「習慣」**と呼びます。そして、そういう意味での「伝統」や「習慣」に基づいた知識が、「常識（コモン・センス）」なのです。それは要するに、何か確かな合理的根拠があるわけではないけれども、多くの人が、「たぶんそれが正しいだろう」と思い込んでいるものです。

「常識」に基づく人間と人間の関係

考えてみれば、人間の社会や、日常的な人間関係は、実は大部分が、こういう意味での「常識」によって成り立っていることがわかるはずです。単純な例で考えてみても、たとえば目上の人には敬語を使わなければならないということに、何か合理的な根拠があるわけではありません。どうして学校の授業中にお菓子を食べてはいけないのかと問われても、確実な合理的根拠などありませんし、もっと言えば、どうして人を殺してはいけないのか、なぜ人のものを盗むことは悪いことなのかと問われても、その根拠を示すことはできないでしょう。これらはまさに、人びとの「共通の思い込み」なのです。

あるいは、次のような例を考えてみてもよいでしょう。私が、うつろな目で、うわごとを言ってよだれを垂らしながら、ナイフをちらつかせてふらふらと歩いていたとします。ほとんどの人は、「こいつは危険だ」と感じて、私を避けるでしょう。けれども、それは「偏見」です。言うまでもなく、いくら「外見」が危険そうに見える人間であっても、それはその人の「内面」もそうであることの根拠にはなりませんし、「本当は」善良な人間であるかもしれないからです。にもかかわらず、ほとんどの人は、その主観的な偏見に従って行動しますし、それが正しいことだと信じています。なぜでしょうか。「**偏見**（prejudice《プレジャディス》）」とは、「常識」に基づいた「**前もっての**（pre）－**判断**（judice）」だからです。

よく「偏見をもってはいけない」と言いますが、これも半分は正しく、半分はまちがっているのです。たしかに、偏見はしばしば誤ります。ですから、偏見を軽々しく信じてはいけないのは当然です。けれども、同時に、偏見なくしては、人間と人間の関係はありえないのです。**第5回**にも考えてみたように、私が顔を真っ赤にして目を吊り上げて大声で怒鳴ったからといって、私が本当に怒っているとはかぎりません。この人は怒っている、と「感じ」たり「考え」たり「信じ」たりするのは、しょせんは主観的な偏見にすぎません。けれども、「これは私の偏見だ。本当は怒っていないかもしれない」などと、いちいち疑っていては、人間と人間の関係は成り立たないでしょう。つまり、問題は、偏見か偏見でないか、つまり主観的な思い込みか客観的な事実かではなくて、たんなる私一人の主観にすぎないのか、それとも「共同の主観」としての「常識」的な判断なのか、ということなのです。

「常識」か、「エビデンス」か

第3回の授業で、一週間シャワーを浴びていない患者に清拭の援助計画を立てた学生が、「エビデンス」を問われて唖然とした、という話を引きあいに出しました。この事例について、ここであらためて考えなおしてみましょう。

この学生は、「一週間シャワーを浴びていないのだから、たぶん気持ち悪いと感じているだろう」と考えて計画を立てました。たしかにこれは、科学的なエビデンスを欠いた「偏見」です。けれども、それは同時に、まさに「たぶん多くの場合にそうだろう」という蓋然的な知識、つまり「常識」に裏づけられた「前もっての判断」でもあります。つまり、彼女はここで、常識というアートに基づいた看護を行なおうとしたわけです。常識という主観的感覚に基づいて、患者の「心」を察しようとしたのです。

逆に、この同じ清拭という援助を、科学的なエビデンスだけに基づいて行なうならば、どうでしょうか。このとき、看護師の頭には、「細菌が増殖すれば、感染症のリスクが高まる」という機械的な原理しかありません。患者がどう感じているか、何を思っているかという、「心」の部分が、ここではいっさい抜け落ちています。つまり、このとき看護師は、患者を「心」をもった人間ではなく、機械＝モノとしてしか見ていないのです。したがってまた、仮に患者自身が、何らかの理由で清拭を嫌がったとしても、看護師がいわばエビデンスを盾にとって、「科学的」で「正しい」援助を患者に押し付ける、という態度にも、なりがちであると言わなければなりません。

看護はサイエンスとアートによって成り立つというのは、理想である以前に原理的なことだと言いました。もちろん、教育についても同じです。看護と教育の対象が「人間」である以上、アートのない看護は看護ではないし、アートのない教育は教育ではないのです。そして、アートという言葉に「わざ」

や「技術」といった意味もあることからもわかるとおり、これは訓練や習熟を必要とするものでもあります。いまの清拭の例にしても、重要なことは、「たぶんそうだろう」という看護師の主観が、たんなる彼女一人の主観にすぎないのか、それとも患者も含めた「共同の主観」なのかということです。そして、その判断の基準もまた、観察や対話に基づいた、経験的なものでしかありえません。

ナイチンゲールは、科学的な知識以上に、「観察と経験」こそ、看護師になくてはならないものだと力説しました（第2回の注1参照）。それにもう一つ、「対話」を加えてもよいでしょう。患者・生徒との対話はもちろんですし、その家族・保護者や、協働する他のスタッフとの対話もそうです。それらを通じて、自分の主観を、たんなる自分一人だけの主観ではなく、人びととの共同の主観へと、いわば鍛え上げていくことが、常識という、最も確からしいアートに基づいた看護と教育のための訓練となるのです。

（1）　なお、この例に関して、「信じる」というのは、疑いつつ決断して選びとるというよりも、むしろはじめから疑うことさえしないことを言うのではないか、と思った人がいるかもしれません。まさにそのとおりです。つまり、それがいわば円満な信仰のあり方であり、中世の宗教は基本的にそうであったと考えることができます。中世においては、神の存在や死後の生の存在は、ほとんど疑う余地のないものとして信じられていました。それが疑いの対象となったのは、まさにデカルトの「理性」がそうであったように（第4回参照）近代以降のことです。したがって、ここで述べた「決断」や「賭け」としての信仰は、理性の時代である近代に特有な信仰のあり方であると言えます。

第Ⅱ部　「生きる意味」の援助

第8回　「スピリチュアル」とは何か
――とくに「メンタル」と「スピリチュアル」の違いを中心に

はじめに

看護や教育が「サイエンスとアート」によって成り立つと言う場合、そのアートとは、広い意味での哲学、芸術、宗教といった人文学的な知であるということが明らかになりました。後半の授業では、そういう意味でのアートの対象であるという性格がとくに際立つ事柄であると考えられる、いわゆる「**スピリチュアル**」な事柄に焦点を置いてみたいと思います。**第2回**の授業でも触れたように、日本でも、とくに最近の十年から二十年くらいのあいだにかけて、患者の「スピリチュアル」な側面とそれに対するケアという問題が、頻繁に取り上げられるようになってきました。これは教育の世界でも同じです。

しかし、この「スピリチュアル」という概念は、なかなか厄介です。というのは、そもそもこの言葉が具体的に何を指しているのかが、あまりよくわからないからです。実際、医療・看護や教育の世界を離れて、一般社会に目をやってみると、たとえば書店に行くと、「スピリチュアル」や「精神世界」というコーナーに、キリスト教や仏教といった伝統的な宗教の本から、心理学や精神分析の本、さらにはいわゆる新興宗教の本やオカルト関係の本などが、全部いっしょくたにされていたりします。テレビや雑誌などでも、「スピリチュアリスト」とか「スピリチュアル・カウンセラー」とかと称する人が、「あなたの前世は……」というような話をしている光景も、よく見かけます。こんな状況のなかで、いきなり「スピリチュアルなケアを大事にしましょう」などと言われても、わけがわかりません。また、ある意味ではかなり危険であるとも言えます。「スピリチュアル」というあいまいな概念のなかに、伝統的な宗教からいわゆるオカルトのようなものまで、「非科学的なもの」の何もかもが、全部いっしょくたにされて流れ込んできてしまいかねないからです。

そこで、まずはこの「スピリチュアル」という概念の意味、とくに医療や看護、教育の世界で使われる場合のそれを、ある程度限定して、明確にしておく必要があります。今回はその点に焦点を置いて考えてみることにしましょう。

第1節　なぜ「スピリチュアル」なのか

ＷＨＯによる「健康」の定義

そもそも、なぜいまになって、この「スピリチュアル」という概念が注目されるようになったのか。まずはその点について、あらためて確認しておきましょう。

よく知られているように、そのいちばん直接的な理由は、一九九八年のＷＨＯ（世界保健機関）の理事会において、「健康」という概念の定義のなかに、この「スピリチュアル」という言葉を追加するべきだという提案がされて、これが賛成多数で可決されたことにあります。

ＷＨＯによる「健康」概念の定義は、看護師国家試験の対象でもありますから、一回生のときにまず暗記させられたはずです。英語の原文といっしょに見てみましょう。

健康とは、身体的、心理的、社会的に、完全に良好な状態であり、たんに疾病や虚弱がないだけではない。

Health is a state of complete physical, mental and social well-being and not merely the absence of disease or infirmity.

実はこの定義には、かなり強い批判もあるのですが、それについてはコラム2を参照してください。本題に戻ると、この現在の定義は一九四六年に制定されたものですが、一九九八年の理事会において、これを次のように変更すべきだという議論がなされました。

健康とは、身体的、心理的、スピリチュアル、社会的に、完全に良好な動的状態であり、たんに疾病や虚弱がないだけではない。

Health is a dynamic state of complete physical, mental, spiritual and social well-being and not merely the absence of disease or infirmity.

変更点は下線を引いた二箇所です。まず一つめは、ダイナミック（dynamic）という概念を追加することです。つまり、「健康」とは、一つの固定的な状態にとどまることを言うのではなくて、「良好な状態」を求めてつねにバランスをとろうとして変化し続ける「動的」な状態である、ということを言いたいわけで、これはこれでよいでしょう。

問題は二つめで、従来の身体的・心理的・社会的の三側面に、さらにスピリチュアル（spiritual）を加えた四側面において「良好な状態」をこそ、「健康」と呼ぶべきではないか、ということです。この提案が可決されたことで、「スピリチュアル」って何だ、という議論がはじまったわけです。

終末期医療をめぐる日本と欧米の違い

ただし、このＷＨＯの理事会以前からも、それなりの関心がなかったわけではありません。一九八〇年代くらいから、がん患者の緩和ケアや終末期のケア（ターミナル・ケア）の問題が、少しずつ注目されるようになってきたことも、その背景にあります。

終末期のケアは、欧米では、医療・看護の歴史とともに古いものであったと言っても過言ではありません。もともと医療がキリスト教と強く結びついていた時代には、病院（ホスピティウム）は看取りの場所でもありました（第2回のコラム1参照）。医療と看護が、いちおう「脱宗教化」したとされる近代になっても、その伝統は受け継がれていたと言えます。現代でも、欧米の多くの病院には、**チャプレン**と呼ばれる聖職者（病院や学校に勤務する神父や牧師のこと）が常駐しているのが一般的で、彼らが患者の死の不安や生と死の意味をめぐる苦悩などに対する宗教的なケアを行なっています[1]。やはり、科学はもともとキリスト教から生まれてきたものですから、欧米では、科学と宗教とがそれほど対立せずに、いまでもある程度、共存しているという側面があるとも言えるでしょう。

しかし、それに比べると、日本では、キリスト教と切り離されて「脱宗教化」した知識としての科学だけを、近代になって大急ぎで輸入したという歴史的な経緯もあって、科学原理主義（科学信仰）的な傾向が、欧米よりもかなり強いと言えます。そのため、日本の近代医療は、緩和ケアや終末期ケア、看取りなどに対しては、きわめて消極的でした。敵対的であったとさえ言っても過言ではありません。医療の目的は、科学の力によって生命を存続させることであるから、「死を受け容れる」などということは、医療の敗北であり科学の敗北である、という考え方が強かったからです。ましてや、宗教などは医療とは何の関係もないと捉えられてきましたし、いまでもそう考えている人は少なくありません。

そういう状況が長く続いてきたなかで、ようやく、一九八〇年代くらいになって、従来の科学原理主義的な医療の考え方に反省の目が向けられはじめ、緩和ケアや終末期ケア、そしてそこで問題になる「スピリチュアル」な苦痛といったものにも、目が向けられるようになってきました。とはいえ、いまでも、それらに積極的に取り組んでいるのは、大阪の淀川キリスト教病院や東京の聖路加《せいろか》国際病院など、キリスト教系の病院が中心です。最近では、仏教の看取りの伝統に基づいた**ビハーラ**という施設も増えてきていますが、いずれにせよ、一部の宗教系の病院が中心で、一般の医療者のあいだでは、まだ戸惑いのほうが大きいというのが現状です。日本人が、こんにちのように科学原理主義的な考え方をするようになったのは、実はアメリカによる日本社会と日本人の徹底的な「改造」が行なわれた戦後のことなのですが、それでももう七十年近くが経過しています。そういう現代の私たち日本人にとって、非常に縁遠いものになってしまったのが、「スピリチュアル」なものでもあると言えるでしょう。

コラム2　「健康」の定義とその問題

「健康」の定義という問題

「健康である」とはどういうことか、というのは、考えてみればなかなか難しいものです。ですから、実際、それについては、さまざまな定義の仕方があります。たとえば、本人が主観的に「自分は健康だ」と思えているなら、その人は健康であると考えてよいのか（主観的定義）。それとも、それはあくまでも医療者が客観的に判断すべきなのか（客観的定義）。少々の病気や障害はあっても、生活に大きな支障がなければ、その人は健康であると考えてよいのか（消極的定義）。それとも、たんに大きな支障がないだけではなく、より元気で活発であってこそ、はじめてその人は健康であると考えるべきなのか（積極的定義）。

もちろん、実際には人によってさまざまな「健康観」がありますし、あってよいはずです。けれども、WHOのような公的で権威のある機関が、どのような定義を採用するかは、大きな問題です。言うまでもなく、それによって、世界の医療のあり方が決定的な影響を受けるからです。これは、将来看護師として「健康指導」をしなければならない皆さんにとっても重要な問題ですから、ここで簡単に見ておきましょう。

WHOの「健康」定義の特徴と問題点

WHOの「健康」概念の定義の大きな特徴は、「たんに疾病や虚弱がないだけではなく」という文言《もんごん》に現われているとおり、明確に「積極的定義」を採用している点にあります。しかも、徹底的な積極的定義です。「身体的・心理的・社会的」という人間の諸側面のすべてにおいて、「完全に良好な状態」であって、はじめてその人は「健康」であると言えるのだ、と言っているからです。しかし、まさにこの点にこそ、大きな問題も含まれています。

とくによく問題視されるのは、「完全に」という表現です。いったい、この世の中に、身体的・心理的・社会的に「完全に」良好な状態である人間が存在するでしょうか。たとえば、私は視力が悪いので眼鏡をかけています。したがって、私は身体的に「完全に」良好とは言えません。まして、「心理的」や「社会的」に「完全に良好な状態」とは何なのでしょうか。私は日々の社会生活でいろいろと嫌なことがあり、お酒を飲んで憂《う》さをはらしたりすることがありますが、それならば私は心理的・社会的に「不健康」なのでしょうか。

これは何も、つまらない例をもち出して、挙げ足とりをしているのではありません。重要なことは、このように「健康」という概念を「積極的」に定義すればするほど、その定義からこぼれ落ちる人や状態が多くなるということです。つまり、「健康」を「完全」という概念と結びつけるこの徹底的な積極的定義は、「不健康」または「病気」とされる人や状態を、無際限につくり出してしまう構造をもっているのです。

「健康増進」という思想

そして、ここから出てくるのが、「健康増進」という考え方です。WHOの定義に従えば、いま現在「健康」である人は、ほとんど（または一人も）存在しません。人は、必ず、何らかの意味と程度で「不健康」なのです。したがって、すべての人は、いま現在の、いわば「ほどほどの状態」に満足していてはダメで、「完全に良好な状態」をめざして、無限に健康を「増進」し続けなければならない、ということになるわけです。こうして、すべての人間が、健康の増進に向けて、無限に駆り立てられることになるのです。

実際、ご存じのように、日本では二〇〇二年に「健康増進法」が制定されました。この第二条には、「国民の責務」として、次のように定められています。「国民は、健康な生活習慣の重要性に対する関心と理解を深め、生涯にわたって、自らの健康状態を自覚するとともに、健康の増進に努めなければならない」（傍点引用者）。なんと、すべての国民は、一生、つねに、自分がどれくらい健康または不健康であるかをチェックしながら、いまよりももっと健康であろうと努力し続けなければならないのです。しかも、それが「国民の責務」であるというのですから、その「責務」を果たしていない人間は「非国民」であると言わんばかりです。

さらに、この健康増進法に依拠するかたちで、こんにち展開されているのが「生活習慣病」に対する取り組みですが、そこでとくに焦点となっているのが、肥満（メタボリック・シンドローム）と喫煙（ニコチン依存症）です。これらはいずれも、「症候群（シンドローム）」という名に現われているとおり、一種の「病態」と見なされており、したがって「治療」の対象とされています。太っている人間や煙草を吸う人間は、「治療」されるべき一種の「病人」である、ということになるわけです。ＷＨＯの「健康」概念の定義が、「病気」や「病人」を無際限につくり出す、というのは、こういうことなのです。

「完全な健康」か、「ほどほどの健康」か

当たり前のことですが、少々体調が悪くなったり寿命が短くなったりしても煙草を吸いたいという人はいますし、少々メタボになっても好きなものを食べたいという人もいくらでもいます。そういう人にとって、「健康」とは、けっして「完全に良好な状態」を意味するのではなく、いわば「ほどほどに良好な状態」なのです。「いまよりもっと健康であろうと努力することは当然だ。そうしようとしない人間はダメな人間だ」と言わんばかりの、一方的で権威的な「指導」に終始することなく、それぞれの人の健康観に配慮した看護や医療を行なっていくためには、本当の意味で「健康」であるとはどういうことなのかという問いを、自分のなかにもっておくことが必要になるでしょう。

第2節　「スピリチュアル」という言葉の意味

「スピリチュアル」の語源

さて、この「スピリチュアル」という概念のわからなさや、それに対する戸惑いは、そもそもこの言葉にうまく対応する日本語が見つからず、いまだに訳語が一定していないという現状にも、よく現われています。そこで、まずはこの言葉自体が、もともとどのような意味やニュアンスをもっているのか、その語源のところを簡単に見てみましょう。

ヨーロッパの世界観や人間観は、古代ギリシア哲学とキリスト教に起源をもっているものですが、この「スピリチュアル」という言葉も、やはり起源はその二つにあります。

キリスト教の人間観については、前半の授業でも、科学の起源との関係で少し触れましたが、聖書そのものには、次のように書かれています。

主なる神は、土（アダマ）の塵《ちり》で人（アダム）を形づくり、その鼻に命の息を吹き入れられた。人はこうして生きる者となった。（「創世記」第二章第七節）

この聖書の記述そのものには、いろいろな解釈があって、なかなか単純ではないようですが、少なくともヨーロッパの哲学の伝統のなかでは、これは心身二元論的な人間観として解釈されてきました。要するに、「土」とは物質＝身体のことである。しかし、それだけでは、まさにたんなる土人形のようなもので、まだ人間は生きていない。その人形に、「神の息」、すなわち目に見えない精神＝霊魂が吹き入れられたことによって、はじめて人間は生きる者となった、という考え方です（ちなみに日本語でも、「息」と「生き」は語源を同じくしています）。

この「息」と訳されている言葉は、ヘブライ語ではルーアッハと言って、「息」「息吹」「風」「空気」「気」といった意味のある言葉です。これをギリシア語に訳すとプネウマ（pneuma）となり、ラテン語に訳すとスピリタス（spiritus）になります。このスピリタスを英語に訳したものがスピリット（spirit）です。ですから、いまでもスピリットという英語には、「精神」や「霊」のほかに、「空気」や「気体」、あるいは「気概《きがい》」や「意気」といった意味もあります。

ここで一つ注意が必要なことは、やはりこのスピリットという概念は、心理学や精神分析学が対象としている「心」とは、少し違ったものを指しているということです。「心理学」は、前にも言ったようにサイコ－ロジー（psycho-logy）、つまり「サイコの論理」ですし、「精神分析」もサイコ－アナリシス（psycho-analysis）、つまり「サイコの分析」です。どちらもサイコ（psycho）、すなわちギリシア語のプシケ（psyche）を対象にしたものであって、スピリット＝スピリタス＝プネウマを対象にしているわけではないのです。

「霊的」という訳語の問題

さて、このような語源と、もともとの意味をふまえたうえで、この「スピリチュアル」という言葉に相当する日本語は何かと考えてみると、これがなかなか厄介であるということが、あらためてよくわかると思います。

いちばん多く、次第に一般的になりつつある訳語は、ご存じのように、「霊的」です。たしかに、「スピリット」には、たんなる「心」という以上に、「(神に与えられた)霊魂」というような宗教的なニュアンスが含まれています。日本語の伝統でも、「霊」という言葉によって、肉体とは何らかの意味で区別された「たましい」のようなものを指したり(「霊前《れいぜん》」など)、自然の神秘的な生命や大いなる働きのようなものを指したりすること(「霊験《れいげん》」「霊妙《れいみょう》」など)もあります。ですから、これが正しい訳語であることはまちがいありません。

　しかし、「霊的な痛み」とか「霊的なケア」とかと言われて、それをある程度、具体的にイメージすることができるでしょうか。どうもこの「霊」とか「霊的」とかという言葉は、少なくとも現代の日本人には、あまり一般的ではありません。それどころか、むしろ一般的に「霊」と言うと、「幽霊」とか「心霊現象」とかのような、いわゆるオカルト的なものを連想させてしまいかねないように思われます。

　さらに言えば、これはたんに訳語の問題であるだけではなく、もともとの「スピリチュアル」という英語そのものにも、同じ問題が含まれています。たとえばアメリカでは、一九七〇年代くらいに「新霊性運動(new《ニュー》 spirituality《スピリチュアリティ》 movement《ムーブメント》)」と呼ばれる運動が、若い世代を中心に流行しました。これは、簡単に言えば、近代の合理主義や科学主義に反対し、かといって伝統的な宗教の教義に縛られることも嫌って、各人が自由に自己の「内面世界」や「精神世界」を探究しようというような運動です。そこでは、神秘主義(瞑想《めいそう》などによって「神との合一」をめざすこと)、ヨガ、呼吸法などが積極的に取り入れられたり、霊媒《れいばい》術(死者の魂との交信)、占星《せんせい》術、心霊現象、超能力などに関心が向けられたりしました。いまでも、霊媒術や占星術を用いる人が、「スピリチュアリスト」とか「スピリチュアル・カウンセラー」とかと称したり称されたりしていることも、よくあります。「スピリチュアル」という言葉は、こういうものを指す場合もあるのです。

このような状況を考えると、医療や教育の世界で「スピリチュアル」という概念を用いる場合には、あまりにも宗教的なニュアンスが強すぎるこの「霊的」という日本語は、あまりふさわしくなく、誤解や混乱のもとにもなりかねないように思われます。

「精神的」と「心理的」

そこで、もう少し宗教的なニュアンスを弱めた日本語を使うなら、もちろん「精神的」が考えられます。スピリットとは、身体に対する精神なのですから、これも正しい訳語です。

とはいえ、すでに現行のＷＨＯの健康概念の定義のなかにある「メンタル」が「精神的」と訳される場合がしばしばです。「メンタル」を「心理的」、「スピリチュアル」を「精神的」と、訳し分ける方法も考えられますが、先ほども触れたように、サイコロジーは「心理学」なのに、サイコアナリシスは「精神分析」です。現状では、「心理」と「精神」とは、ほとんど同一視されていて、いまさら使い分けることは不可能でしょう。

しかし、逆に言えば、だからこそ、ここに「スピリチュアル」という言葉の意味を考えるヒントがあります。つまり、「スピリチュアル」が「メンタル」とどう違うのかを考えることによって、それがどのような事柄を指し示しているのかということが、ある程度明確になるということです。そこで一度、それについて簡単に考えてみることにしましょう。

第3節 「メンタル」と「スピリチュアル」の違い

メンタルの意味

日常的な言葉づかいを出発点にして考えてみましょう。たとえば、スポーツ選手などが、ここぞという場面で緊張して力を発揮できないような場合、「彼はメンタルが弱い」という言い方をします。感情の起伏が激しいような場合にも、「メンタルが不安定」と言います。だからまた、感情や思考をうまくコントロールする訓練のことも、「メンタル・トレーニング」と言うわけです。こういう場合に、「スピリチュアル」という言葉は使いません。そうすると、どうやらメンタルという言葉は、人間の精神(心)のなかでも、とくに感情や思考の安定/不安定、正常/異常を指す場合が多いことがわかります。

また、それゆえに、メンタルなものは、身体との結びつきと影響関係も、かなり強いものであると言えます。緊張すると体が萎縮するように、メンタルな不安定性が、身体のそれに、かなり直接的に影響してきます。逆に、お酒を飲んで酔っぱらうと、思考が混乱したり感情が不安定になったりするように、身体的・生理学的な状態が、メンタルな状態に直接的に影響することもあります。そして、この側面を極端に強調すれば、第5回に見た行動主義心理学のような考え方になります。つまり、メンタルな事柄は、すべて身体的・生理学的な事柄に還元して扱うことができる、という考え方です。実際、感情や思考の不安定さは、精神安定剤でコントロールすることができます。いわゆる「精神疾患」に対する薬物治療は、このような考え方に基づいています。ということは、「精神疾患」という言い方をしていても、やはりその場合の「精神」は「メンタル」を指しているわけです。

スピリチュアルの意味

それに対して、スピリチュアルやスピリットという言葉は、とくに人間の「**意志**」に関して使われることが多いようです。意志とは、何か「意味」や「価値」のあることを実現するために行動しようとする人間の精神（心）の働きのことです。これは、もともとスピリット（スピリタス）という言葉が、「意気」や「気概」を意味していたことと関係があります。強い意志や情熱をもって、困難に立ち向かったりするような人のことを、「彼にはスピリットがある」と言ったりします。「ファイティング・スピリット」のような言い方も同様です。こういう場合には、「メンタル」という言葉は使いません。

そうすると、このスピリチュアルという言葉は、「**意味**」や「**価値**」あるいは「**目的**」といった、より「観念的なもの」との結びつきが強い概念であると言えそうです。メンタルなものが、身体との結びつきが強く、場合によってはすべて身体の事柄に還元できると考えることもできるのに対して、スピリチュアルなものは、より身体から独立した、そういう意味で、より抽象的（目に見える実体をもたない）で観念的なものへと向かっているものであると言うことができます。スピリチュアルという概念が、宗教との関係が深いことも、このことから説明できるでしょう。「意味」や「価値」や「目的」という観

念を、究極的に保障し、あるいは与えるのが宗教だからです。スピリチュアルなものを、もし究極的・根源的なレベルまで突きつめていこうとすれば、宗教に至るのです。

メンタルとスピリチュアルの排除的関係

もちろん、「意志」も人間の心の一部分ですし、メンタルなものに大きく影響されます。メンタルが落ち込んでいるときには、なかなか強い意志（スピリット）をもつことも難しいものです。また、逆に、何か明確な人生の目的のようなものを強く意識することによって、メンタルの安定を保つことができる場合もあります。いずれも人間の精神（心）の働きですから、両者は、重なりあい、お互いに影響しあっていることは当然です。

けれども、注意すべきことは、むしろこの両者には、重なりあわない部分もある、ということです。つまり、メンタルな安定が、必ずしも、ただちにスピリチュアルな健康を意味するわけではない、ということです。このことを、たとえば、「**生きる意味**」という問題をめぐって人間のスピリチュアルな苦悩に向きあい続けてきた精神科医のヴィクトール・フランクルは、次のような事例で説明しています。

私はある一人の患者の症例を知っている。彼は大学教授の職にあったが、自分の存在の意味に関して絶望していたために私のクリニックに行くように言われたのである。会話の中で明らかになったことは、彼の場合、本当は内因性の抑うつ状態が問題であるということであった。しかし、さらに明らかになったのは、彼の人生の意味への煩悶《はんもん》（もだえ苦しむこと）は、普通想像されるように、抑うつ段階の時期に彼を襲ったのではないということであった。むしろ、彼はこの抑うつの時期には、そうしたことをまったく考えることができないほど、心気症的な症状に支配されていたのである。ただ健康なときにだけ、この煩悶が起こったのである。言い換えれば、この症例においては、一方の精神的苦境と他方の心理的疾病との間には排除的関係すら成立していたのである。(2)

ここでは、「精神的」と「心理的」とが明確に区別されています。この「精神的」が「スピリチュアル」、「心理的」が「メンタル」に当たると考えて、さしつかえありません。つまり、「心理的疾病」というのが、抑うつ状態や心気症といった、いわゆる心理学的、精神医学的な問題です。それに対して、「精神的苦境」というのが、この文章のなかで「自分の存在の意味に関する絶望」とか「人生の意味への煩悶」とかと言われている事柄です。そしてフランクルは、この両者には「排除的関係すら成立していた」と言うのです。つまり、メンタルが不安定で病的な状態にあるときには、スピリチュアルな苦しみが表面に現われてこない。そして逆に、メンタルな健康が維持されているときに、むしろスピリチュアルな苦しみが現われてくる。こういう関係になっている場合さえある、ということです。

ということは、仮にある人が、メンタルな面で健康であるからといって、スピリチュアルな面でも健康であるとはかぎらない、ということになります。そして、さらに言えば、ある人のメンタルな疾病が、スピリチュアルな苦悩や不安から生じてきている場合（フランクルはこれを「心因性」ではなく「精神因性」と呼びます）、薬物療法や精神分析的な方法で、どれほどメンタルな健康を回復しようとしたとしても、それは根本的な解決、治療にはならない、ということにもなるのです。

「哲学的な問い」としてのスピリチュアル

フランクルが言うように、スピリチュアルな苦悩というものが、メンタルが健康で安定している場合にこそ、現われてくる問題であるということは、これはいわゆる精神疾患、つまり「心の病気」ではない、ということです。そうではなくて、むしろ心（メンタル）が健康で、落ち着いた正常な思考ができるからこそ、現われてくる問題なのです。つまり、これは非常に理性的な問題であるということです。

実際、今回はスピリチュアルという概念をめぐって、あれこれと見てきましたが、要するに、これは私たちが前半の授業のなかで見てきた「哲学」の立場のことにほかならないということがわかるでしょう。「スピリチュアル」な事柄とは、科学が問わない形而上的なものや観念的なものについての、「哲学的」な問いや苦悩のことなのです。

まとめに代えて

以上、今回は「スピリチュアル」という概念の内容をめぐって、簡単に考えてみました。もちろん、人間の身体・心理・精神は相互に関係しあい絡《から》みあっているものですから、明確に区別して線引きする

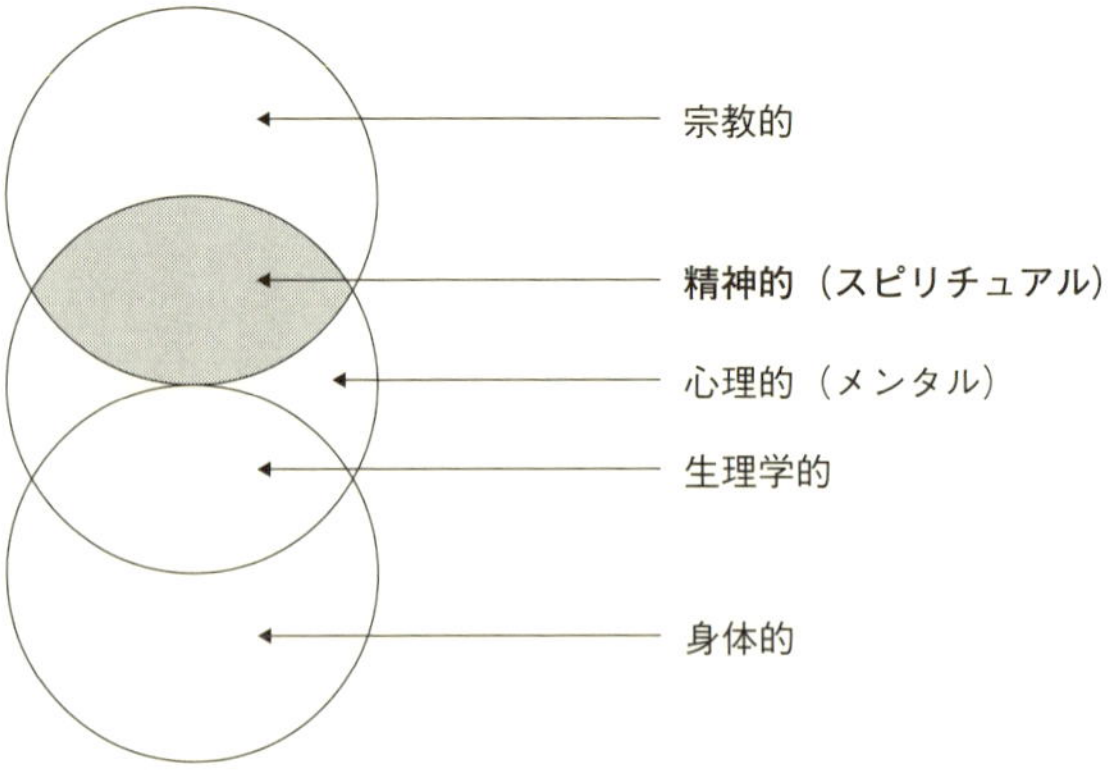

図8－1　人間の諸側面

ことはできません。ですから、これは概念で厳密に区別するよりも、何となくでもよいので、イメージとして捉えたほうがよいかもしれません。今回の内容を思い切って単純化すれば、たとえば図8－1のようにイメージできるでしょう。

人間は、身体的・物質的なレベルから、精神的・観念的なレベルへと、段階的な構造をもっていると考えます。いちばん下の、最も物質的なものが身体で、いちばん上の、最も観念的なものが宗教です。広い意味での精神（心）は、その両方にまたがっています。そして、その人間の精神（心）のなかには、脳や神経といった身体の問題として扱うことができる生理学的な事柄と、そうすることができない、「意味」や「価値」といった問題をめぐる、より観念的な事柄とがあります。後者が「スピリチュアル」なもので、これは「神」や「死後」などの宗教的・形而上的な観念とつながっています。

したがって、「スピリチュアル」なものには、宗教的な側面とメンタルな側面との両面があると考えることができます。それゆえに、その「スピリチュアル」な問題に対するケアは、一方では精神科医を中心とした心理学的・精神医学的なアプローチ、他方では、宗教者を中心とした宗教的なアプローチという、二側面からのアプローチが必要になるわけです。実際、すでに実践されているスピリチュアル・ケアは、そういうかたちで行なわれています。

このように、「スピリチュアル」な事柄とは、自己の存在や人生の意味や価値といった、人間であれば誰もが多かれ少なかれ問うであろう、ごく一般的で普遍的な、人間の一側面であると考えておく必要があるのです。

（1）　欧米の病院で実践されているスピリチュアル・ケアについては、ヴァンデマール・キッペス氏の諸著書に詳しいです。たとえば、『スピリチュアルな痛み――薬物や手術でとれない苦痛・叫びへのケア』（弓箭書院、二〇〇九年）などを参照。

（2）　ヴィクトール・Ｅ・フランクル『人間とは何か――実存的精神療法』山田邦男監訳／岡本哲雄・雨宮徹・今井伸和訳（春秋社、二〇一一年）三六頁、傍点引用者。

第9回　実存的苦悩
――「スピリチュアル・ペイン」の哲学的意味

はじめに

前回は、「スピリチュアル」という概念の意味を、とくに「メンタル」との違いに注目して考えてみました。そうすると、メンタルな側面に関する健康／不健康という問題（メンタル・ヘルス）や、それに対する治療やケア（メンタル・ケア）の方法は、さしあたり従来の心理学や精神医学の枠組みや方法で十分なのですが、スピリチュアルな問題というのは、そこからこぼれ落ちてしまうものであるということにもなります。メンタル・ペインと**スピリチュアル・ペイン**とは違うものであるということになりますし、スピリチュアル・ペインは、いわゆる「心の病気」（メンタルな疾患）ではないということにもなるわけです。

　では、そのスピリチュアル・ペインとは、もう少し具体的には、どのようなものを指しているのか。今回は引き続き、それを見ていくことにしましょう。

第1節　「スピリチュアル」概念の諸要素

WHOによる「スピリチュアル」の説明

　まず、このスピリチュアルという概念を、人間の「健康」という概念の定義のなかに含むべきではないかという議論をしている、当のＷＨＯ自身は、ある文書のなかで、「スピリチュアル」な事柄とは次のようなものであると述べています。

「スピリチュアル」とは、人間として生きることに関連した経験的な一側面であり、身体感覚的な現象を超越して得た体験を表す言葉である。多くの人にとって「生きること」がもつスピリチュアルな側面には宗教的な因子が含まれているが、「スピリチュアル」は「宗教的」と同じ意味ではない。スピリチュアルな因子は身体的、心理的、社会的因子を包含した人間の「生」の全体像を構成する一因子とみなすことができ、生きている意味や目的についての関心や懸念と関わっていることが多い。特に人生の終末に近づいた人にとっては、自らを許すこと、他の人々との和解、価値の確認などと関連していることが多い。[1]

ちょっとややこしい文章ですが、ポイントを三つに絞《しぼ》って、順に見てみましょう。

①「生きている意味や目的についての関心や懸念」

まず第一に、最も重要なのは、これです。「スピリチュアル」という問題の核心にあるのは、この「生きている意味や目的についての関心や懸念」です。一言で言えば「**生きる意味**」です。ですからこれは、この言葉から一般に連想されがちな、前世とか死者の霊とかといったオカルト的または宗教的な事柄とは、本質的には関係ありません。たとえば「私は家族の生活を守るために、毎日仕事をしてお金を稼いでいる」というような場合でも、それはまさに「〇〇のために」という、生きることの「目的」に関する事柄なのですから、それはその人のスピリチュアルな側面なのです。

②「身体感覚的な現象を超越して得た体験」

第二に、そういう「意味」「価値」「目的」といったものは、目に見えない観念的なものですから、私たちはそれを、心で感じたり考えたりして体験します。右の例で言えば、この人は、お金を稼いで家族を養うということに「**価値**」を見出しています。それが価値あることだと考えたり感じたりしているからこそ、それがこの人の人生の「**目的**」になりうるのです。そして、その価値ある目的を実現できていれば、この人は自分が生きて存在していることの「**意味**」を、リアルな感覚をともなって実感できるでしょう。②の「身体感覚的な現象を超越して得た体験」というのは、まずは、こういう意味・価値・目的といった観念についての精神的な実感であると考えておくべきでしょう。必ずしも、一足飛びに宗教的体験のようなものを考える必要はありません。

なお、この側面をもう少し拡大解釈して、何か「超越的なもの」とのつながり、というふうに理解してもよいでしょう。自分が生きていることの意味や目的というものは、何か「自分を超えたもの」、言い換えれば「自分ではないもの」、つまり広い意味での「**他者**」とのつながりや関係のなかで考えられることが多いものです。文字どおりの意味での他者（家族や友人、隣人）はもちろん、他者たちの集まりである「社会」、生きとし生けるすべての他者たちの集まりである「自然」、あるいは「絶対他者」（絶対的に自己を超えた存在）とも言われる「神」などがそれです。このような、何か自己を超えたもの（ほかにも「歴史」や「国家」、「イエ」の観念など、いろいろ考えられます）とのつながりや関係のなかで、「生きていることの意味や目的」は成り立つ場合が多いですから、人間のスピリチュアルな側面は、「自己超越的」な性格をもってくる場合が多いとも言えるわけです。

③　「宗教的」と同じではないが、しばしば宗教的な要素が含まれる

そうして第三に、「スピリチュアル」とは、あくまでも右の①②のような事柄を意味するわけですから、それは必ずしもつねに「宗教的」なものであるわけではない、ということにもなります。家族や社会との関係のような世俗的な次元で、「生きていることの意味や目的」を考え、実現することも、十分可能だからです。

ただし、それについての問いや苦悩が深刻になると、より根源的、究極的、または絶対的に「生きていることの意味や目的」を支えてくれるものを求めて、宗教的な観念が求められる場合も多い、ということにもなります。たとえば、家族との幸福な生活こそが私の人生の意味と目的なのだという場合、その家族の死は、その人の人生の意味と目的の喪失を意味します。生きて目の前に存在している家族（つまり彼らの「身体」）が失われても、なお彼らとの「精神的」なつながりによって、その人の「生きる意味」が支えられるのであるとすれば、そこに、「死者の魂」や死者のための「祈り」のような宗教的な観念が求められてくることもまた、ごく自然なことなのです。

第2節　「スピリチュアル・ペイン」の構造——村田理論を参考に

村田久行のスピリチュアル・ケア理論

さて、スピリチュアルな事柄というものが、このように「生きていることの意味や目的」に関する事柄であるのだとすれば、スピリチュアルな苦痛（ペイン）とは、それが失われたり、疑われたりする場合の、精神的な苦悩のことであると理解することができます。

では、それはもう少し具体的には、どのような事態であり、どのようなことがきっかけで起こるものなのか。最近の日本のスピリチュアル・ケア研究でしばしば参照されている村田久行さんという人の理論を参考に、簡単に見てみることにしましょう(2)。

人間存在の三側面

まず村田さんは、スピリチュアル・ペインという概念を「**自己の存在と意味の消滅から生じる苦痛（無意味、無価値、無目的など）**」と定義しています。そして、ではどのようにして、その無意味・無価値・無目的といった感覚が生じてくるかということを考えるために、彼は、人間という存在を三つの側面から考えます。その三つの側面とは、「時間存在」「関係存在」「自律存在」の三つです。おおむね、次のような事柄を指しています。

①　時間存在

まず一つめの「時間存在」は、人間が「**時間**」という観念のなかを生きる存在であるという側面を指しています。本来、時間という観念は、人間の存在や生き方（人生観）と非常に密接な関係があります（次節および**コラム3**参照）。ただ、村田さん自身が、人間は「時間存在」であると言う場合、これはとくに、人間が未来の目的に向かって現在を生きる存在である、という側面を指しています。それによって人間は、現在の生に、未来の目的を実現するための手段としての意味を見出すことができる、ということです。

そうすると、何らかの理由で未来の目的が失われたとき、いま現在の生を生きることの「**無目的**」の感覚が生じてきます。「何のために」いまを生きているのかが、わからなくなってしまう状態です。プロのスポーツ選手をめざしていた人が、事故にあって、もうそのスポーツができなくなってしまったとしたら、その人は生きる目的を失ってしまいます。「こんなことになるくらいなら、いっそ死んでしまったほうがよかった」という感情は、そういうとき、しばしば抱かれるものです。

そしてもちろん、この未来の目的が、究極的に失われてしまうのが「**死**」です。死は、未来の目的の喪失というよりも、むしろ未来そのものの喪失、あるいは時間そのものの喪失です。死によって、人間の「時間存在」の側面は、根本的に破綻してしまうのです。

死の先に未来がないのだとすれば、死に向かって生きている人間の生は、根本的に無目的なものになってしまいます。結局、何か目的や使命をもって、人生において何事かを成し遂げようと、どんなに必死になって生きたとしても、死ねばすべてが無になってしまうのです。こうして、死という「**虚無**」に直面したとき、自分のこれまでの人生や、いま生きていることが、まったく無意味で虚《むな》しいものに思われてくるわけです。

②　関係存在

次に、二つめの「関係存在」とは、人間がつねに他者との関係のなかで生きており、そのさまざまな他者との関係のなかで、私がこの私として生きて存在していることの「**意味**」を確認しながら生きているという側面を指しています。

日本の和辻哲郎《わつじてつろう》という哲学者は、「人間」とは、まさに「人の間」と書くように、「間柄《あいだがら》」によって成り立つ存在である、ということを言いました。考えてみれば、「私」という、この具体的な存在（個人）

は、親に対しては子としての私、子に対しては親としての私、妻に対しては夫としての私、職場の部下に対しては上司としての私、というふうに、さまざまな他者との間柄によって、はじめて成り立っています。いわば、そのさまざまな間柄の集合体として、「私」という個人が成り立っているのです。ということは、言い換えれば、「私」という個人がまず先に存在して、その個人が、さまざまな他者との関係を取り結ぶのではないのです。そうではなく、まず先に、さまざまな他者との関係＝間柄があって、それによってはじめて、「私」という個人が存在できているのです。

そうすると、病気や障害によって他者との関係が変化したり、あるいは失われたりすると、それによって成り立っていた自分の存在の意味が、大きく動揺することになります。いままで家族の生活を支えていた人が、病気で働けなくなれば、家族との関係のなかで保たれていた彼の存在の意味は失われてしまいます。このように、人間の関係存在という側面の変化や動揺が、自分の存在の**無意味**さや不確かさの感覚をもたらすことになるのです。

③　自律存在

最後の「自律存在」という側面は、文字どおり人間が自律的存在であるということ、つまり、自分の生き方や行動を、自分の意志で決定できる存在であるという側面を指します。この授業でも、西洋の哲学の伝統のなかでは、この「**自律性**」こそが、人間の人間たるゆえんであると考えられてきたことを見てきました（第4回参照）。自分の行動を自分の理性と意志によって決定できるということこそが、人間の「自由」であり、そこに、たんなる動物や機械ではない、「人間」としての固有の「**価値**」がある、と考えられるわけです。

しかし、病気や障害は、この人間の自律性を奪ってしまうことがあります。起き上がりたくても起き上がれない。手を動かしたくても動かない。それどころか、食事や排泄のような、生存のための最も基本的な行動さえ、自分の意志でコントロールすることができなくなることがあります。このことが、自分の存在に「**無価値**」の感覚を生じさせるのです。

要するに、自律性が奪われれば奪われるほど、その人の人間性が奪われ、自分がたんなるモノのように感じられてくるわけです。「こんなに人の世話になってばかりで生きていてもつらい。早く死なせてほしい」といった声も、しばしば聴かれるものですが、これも、自律性の喪失からくる、自己の存在の無価値の感覚の表明であると捉えることができます。

コラム3　時間の観念と人生観の関係

時間と精神

「時間とは何か」などということを、私たちは日常のなかでは、あまり深く考えることはありませんが、人はみな、何となく、それぞれの時間の感覚をもっています。そして、それは人によって、微妙に、あるいは大きく違います。どうしてかというと、時間は、人間の精神（意識）と密接な関係をもつものだからです。

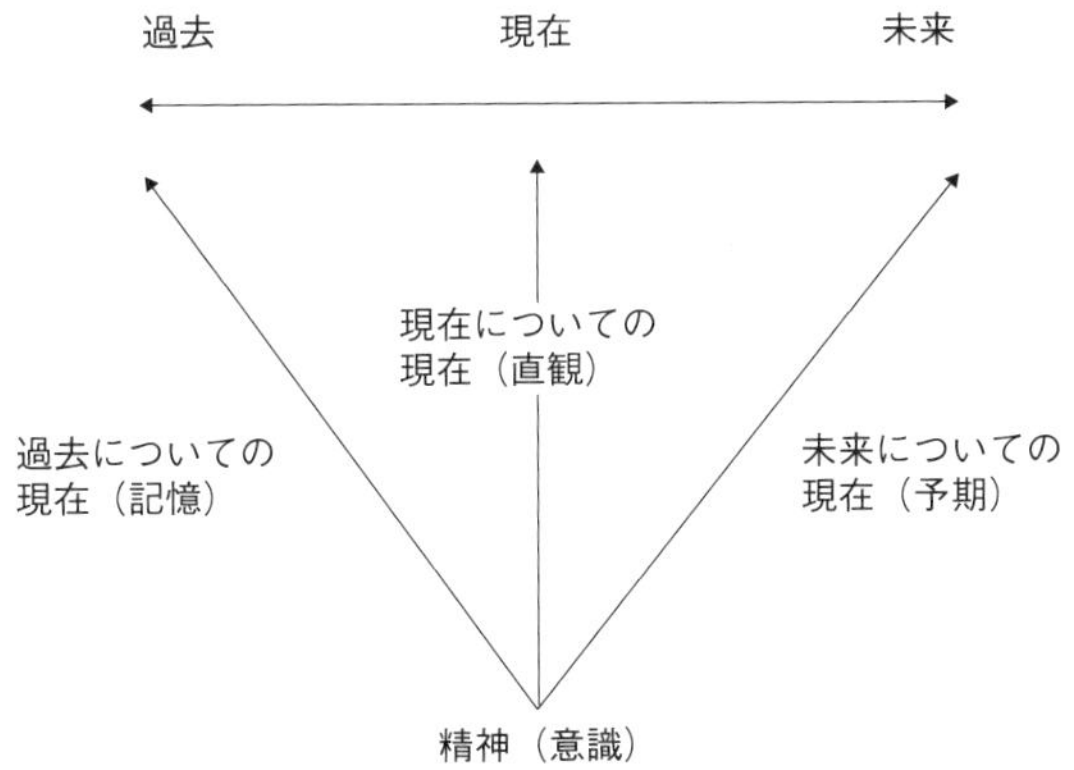

図９－１　時間とは「心の広がり」である

哲学の世界では、伝統的に、時間は人間の精神の産物であると考えられてきました。その最も典型的な考え方は、中世の哲学者アウグスティヌスの「時間とは、心の広がりである」というものです（図９－１）。

私たちはふつう、過去・現在・未来という、三つの時間が存在していると考えています。しかし、過去は過ぎ去ってもはや存在しませんし、未来もまた、未〔いま〕だ来ていないのだから、現実には存在していません。現実に存在しているのは、現に在〔あ〕る現在の「瞬間」だけです。にもかかわらず、私たちは過去や未来についてのリアルな感覚をもっています。なぜでしょうか。それは人間の精神のなかに存在するものだからだ、というのが哲学者の答えです。つまり、「過去」とは、実際には「過去についての現在の意識」であり、「未来」とは「未来についての現在の意識」である。前者が「**記憶**」、後者が「**予期（または期待）**」と呼ばれる精神の働きである。したがって、記憶と予期がなければ、過去も未来も存在せず、ただそのつどの現在の瞬間があるだけである。このような意味で、時間の観念は人間の精神の産物であり、記憶と予期という「心の広がり」としての時間の観念のなかを生きるということは、人間に特有の、人間的な存在の仕方であると考えられるわけです。

　さて、そのうえで、この過去・現在・未来という三つの時間の観念のなかで、とくにどれに重点を置くか、またはどれを最もリアルな時間と考えるかによって、人間の生き方は、かなり大きく違ってきます。つまり、過去に重点を置く生き方、未来に重点を置く生き方、そして現在に重点を置く生き方、という、三つの人生観の違いが生まれてくるのです。

過去に重点を置く人生観

　まず、過去に重点を置く時間論と人生観があります。未来は不確かでわからないものだし、現在は一瞬のうちに過ぎ去って過去になる。だから、最も確実でリアルなのは過去である、というふうな時間の観念です。過去の思い出を大事にしたり、自分の人生の歩みを振り返りながら生きるタイプの人は、こういう時間の観念が強い人だと言えるでしょう。

　「過去を振り返る」ことには、自己の「**アイデンティティ**」を確認するという意味があります。アイデンティティとは、「私は何者であるか」ということについての自己意識のことですが、これは過去の自分の積み重ねであり、自分の歴史にほかなりません。つまり、それはいわば、「**記憶の束**」なのです。過去に重点を置く生き方とは、この「記憶の束」を振り返り、「私は何者であるか」を確かめることによって、自分がいまここでどのように生き、何をなすべきかを考えながら生きるような生き方であると言えます。

未来に重点を置く人生観

　他方、逆に「未来」にこそ重点を置く時間の観念があります。過去も現在も、現実として起こってしまったことだから、これはもう、取り返しがつかない。しかし、未来はまだ不確定である。だから、未来だけは、人間が自分の意志と行動で変える、または決めることができる。未来はまさに無限の可能性であり、その可能性としての未来に向かって生きることこそ、人間の人間らしい生き方である、というような考え方です。

これは、まず未来に何らかの「目的」を立てて、それを実現するために、いま現在を生きる、という生き方です。将来プロ野球選手になりたいから、そのために、いま一生懸命練習をする。あるいは、事故にあって障害を負ってしまったという現実に、いつまでもくよくよするのではなく、その自分がいま、未来に向けてなしうること、またはなすべきことは何かを考えて生きる。このような生き方が、未来に重点を置く生き方の典型です。

現在に重点を置く人生観

最後にもう一つ、現在に重点を置く時間の観念があります。現実に存在しているのは現在の瞬間だけなのだから、それこそが最も（あるいは唯一の）リアルな時間なのだ、という考え方です。とはいえ、ここからはかなり違ったいくつかの人生観が導き出されます。

たとえば、過去も未来もどうでもいい。いまこの瞬間が楽しければいい。それが人生のすべてなんだ、というような生き方がありえます。これは「刹那《せつな》的快楽主義」と呼ばれる人生観です。「刹那」とは「瞬間」という意味で、過去・未来と切り離された、そのつどの瞬間の、感覚的な快楽だけを追い求める、いわゆる「分裂症的」な生き方です。

しかし、ある意味ではこれと似た人生観として、芸術的人生観と言うべきものがあります。これは、人生のなかのある瞬間（またはすべての瞬間）のなかに、何らかの「美」を感じとって、いわば人生と世界を美しいがゆえに生きるに値するものとして肯定するような人生観です。美しい音楽や絵画、自然の風景などに触れたとき、あるいは大好きな恋人と幸せな瞬間を過ごしたとき、何か生きていることの深いリアリティや充実のようなものを感じることがあります。それこそが生きる意味と目的なのだ、と考える人生観です。

さらに、現在に重点を置く時間の観念は、宗教においてもしばしば強調されます。たとえばキリスト教は、神の国の完成という究極的な目的に向かって生きるという意味で、未来に重点を置く時間論の典型ですが、そのキリスト教でさえ、聖書のなかに「明日のことを思い煩《わずら》うな」という有名な句があります。人間があれこれと心配したところで、未来のことは誰にもわからない。それはまさに「神のみぞ知る」もので、神の手に委《ゆだ》ねられているのだから、人間は未来のことなど考えないで、ただ、いまのこの瞬間だけを大切にして生きなさい、というほどの意味です。仏教にも、やはり似たような教えがあります。

三つの人生観のバランス

おおむね、このように、時間の観念の捉え方によって、さまざまな人生観や価値観が生まれてきます。もちろん、これらのうちの、どれがいちばん正しいかという話をしているのではありません。人間はたいてい、その人の性格や、時と場合に応じて、その人なりに、これら三つの時間の観念のあいだでバランスをとりながら生きています。そのバランスのとり方こそが重要なのです。たとえば、あまり過去にばかりとらわれすぎて絶望しているような人は、もう少し未来に目を向けるような態度が必要かもしれません。いまさえよければいいんだと言って、やけっぱちになっている人は、もう少し過去と未来に目を向けたほうが、その人にとってよいかもしれません。未来に希望が見出せない人でも、いまの瞬間を生きることの意味や喜びを感じとってもらうことはできるかもしれません。

この授業でもそうですが、「生きる意味」という問題を考える場合、未来に重点を置いた時間の観念が強調される傾向が非常に強くあります（第10〜15回参照）。けれども、人間は必ずしも、つねに未来に向かって生きなければならないわけではありません。繰り返しますが、時と場合と人に応じた、適切なバランスこそが重要なのです。

第3節　「実存的苦悩」としてのスピリチュアル・ペイン

再び、「スピリチュアル」の訳語について

さて、非常に単純でおおまかにではありますが、以上のように「スピリチュアル」という概念の意味や、「スピリチュアル・ペイン」の構造などを見てみると、結局これが「生きる意味」という問題に集約されるものであることが、あらためてよくわかると思います。

ところで、第7回にも見たように、「生きる意味」を「与える」のは「宗教」で、「考える」のは「哲学」です。考えるのは、答えがわからないから考えるのです。その場合、たんに知的な興味関心で考えるのではなくて、自分自身の人生の問題として、どうしても何か自分なりの答えを見つけ出さないことには、生きることができないというようなとき、考えることは、一種の苦しみになります。スピリチュアル・ペインとは、そういう状態です。だから、これは「哲学的な苦悩」と言うべきものなのです。

哲学の世界では、このような問題を、しばしば「実存的《じつぞん》」という言葉で表現します。前回も参照した精神科医のヴィクトール・フランクルも、「生きることの無意味さ」を「実存的空虚感」と呼んでいます。したがって、「スピリチュアル」という概念は、その意味から言えば、「宗教的」や「霊的」というよりも、まずは「実存的」と訳すのが、最も適切であるように思われます。そこで最後に、この「実存的」という言葉の意味を見ておくことにしましょう。

「実存」の意味

文学や哲学に興味のある人は、「**実存**」という言葉を聞いたことがあると思います。「実存主義」とか「実存哲学」とかと呼ばれる考え方が、一九六〇年代から七〇年代くらいにかけて、日本でも流行しました。看護学の世界でも、たとえばジョイス・トラベルビーの看護論は、実存哲学の影響を受けた看護論であると位置づけられたりもしますから、この「実存」という言葉の意味は、知っておいたほうがよいでしょう。この授業でも、次回以降、何度も登場する概念ですので、ここで覚えておいてください。

この実存という言葉は、もともと「現実的存在」を略したものです。ですから、文字どおり「現実に存在するもの」が実存です。現実に存在するものとは、言い換えれば、具体的な、目に見えるかたちをもったものです。それに対して、この実存という概念の反対語は「本質」です。

ちょっと考えてみてほしいのですが、「本質」というものは、現実の世界のなかに、目に見えるかたちで具体的に、つまり体を具（そな）えて、存在しているものではありません。たとえば、三角形の本質（つまり、それがなくなると、三角形が三角形でなくなってしまう性質）は、「三直線に囲まれた面」です。しかし、この「三直線に囲まれた面」という本質そのものは、現実の世界のなかには存在しません。なぜなら、現実に存在しているのは、ある特定の大きさや形や角度や歪《ゆが》みを具えた、個別の三角形だからです。つまり、三角形の本質というものは、現実に存在しているのではなくて、たんに人間が頭のなかで考えたものにすぎないのです。

同じことを、人間について考えてみてください。現実に存在するのは、それぞれが固有の特徴や性格

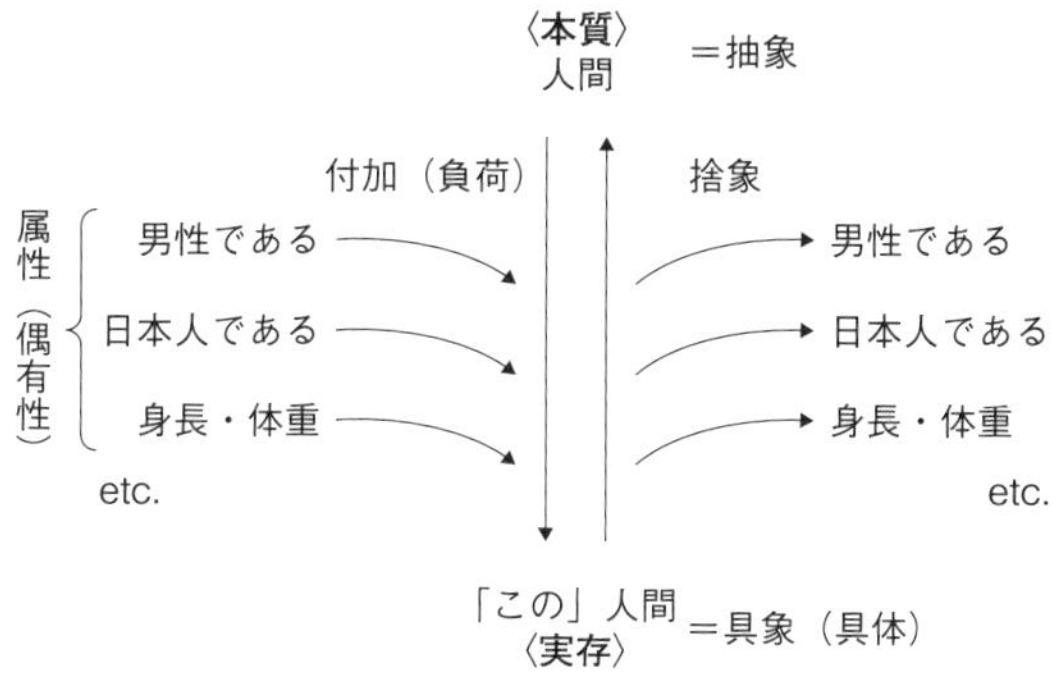

図９－２　「本質」と「実存」

を具えた「個人」だけです。その各個人の本質である「人間」は、現実の世界に目に見えるかたちでは存在しないのです。

　このことを、ごく簡単に、図９－２のように表わしてみましょう。「個人」という存在は、性別、国籍、身長・体重など、その人に偶々《たまたま》付加された（付け加えられた）、またはその人が偶々負荷された（背負わされた）、さまざまな性質によって、はじめて「具体的」な存在として、現実に存在しています。この偶々付加または負荷された性質のことを、「属性《ぞくせい》」（その存在に属している性質）とか「偶有性《ぐうゆうせい》」（偶々有〔も〕っている性質）とかと言います。いわゆる「**個別性**」とは、このことです。そして、その具体的で個別的な存在のことを「実存」と言います。それに対して、「人間」という観念は、その具体的で個別的な実存（個人）から、いわばタマネギの皮を一枚一枚剥《は》ぎ取っていくように、さまざまな属性を全部剥ぎ取ったあとに残るものです。それによって、すべての個人に「共通の性質」だけを抽《ぬ》き出すわけです。それが「本質」です。したがって、実存（個人）は「具体的」または「具《ぐ》象《しょう》的（象《かたち》を具えている）」な存在であり、その象を捨てることを

「捨象」と言い、そして、抽き出された本質のことを「抽象」と言うわけです。「具体的実存」である個人から、その個別的な属性をことごとく捨象したあとに残るのが、「抽象的本質」としての「人間」という観念である、ということになります。

要するに、「実存」と「本質」の関係は、固有名詞と一般名詞の関係であると言えば、わかりやすいでしょう。あるいは、一般名詞に、**「この」**という指示代名詞がついたものが「実存」です。「人間」（あるいは「患者」や「生徒」）は、どこにも存在しないとも言えるし、無数に存在するとも言えます。けれども、「この」人間（「この」患者、「この」生徒）は、世界のなかに、たった一人しか存在しません。実存とは、世界のなかにたった一つしか存在しない**「このもの」**を指すのです。

実存の性格

さて、以上をふまえて、あらためて考えてみると、この「実存」という概念で指し示される存在は、次のような性格をもつものであることがわかります。

第一に、実存とは、無数の偶然的な属性を背負った、具体的な存在です。人間で言えば、いわば、「人間」という普遍的・抽象的な観念に、「男性である」「日本人である」「身長・体重がいくらである」等々といった、無数の属性がくっついて、それによって、目に見える具体的な存在として、現実に存在しているのが実存です。そして、その無数の属性が、個々の人間を、各々まったく異なった、個別の「この」人間＝個人たらしめているのです。

第二に、したがって実存とは、現実の世界のなかに、たった一つしか存在しない、唯一無二のものです。「同じもの」は、絶対に存在しません。葉っぱ一枚であれ、砂粒一つであれ、それらはすべて、世界のなかに、たった一つしか存在しないものなのです。**「かけがえない」**という日本語は、このことを指しています。「かけがえない」とは、「取り代えることができない」「代わりになるものがない」という意味です。親にとって我が子が「かけがえない」のは、他の子どもで取り代えることができないからです。「子ども」はいくらでもいますが、「この」子は、世界中にたった一人しかいないからです。

第三に、この点が重要なのですが、実存とは、時間的存在です。現実のなかに存在する、目に見える具体的な存在が実存なのですから、それは時間のなかで生まれ、時間とともに変化し、やがて消滅していくものです。時間の流れとともに、絶え間なく、**生成《せいせい》・変化・消滅**するのが実存です。したがって、そういう意味での実存性に注目するならば、たとえ同じ私でも、昨日の私と今日の私とでは、「同じ」私ではないのです。実存とは、**「この」瞬間**、**「この」場所**に、まさに点のように、そのつど、存在するものなのです。実存性とは、存在の「このもの」性であると同時に、**「そのつど」性**であると言ってもよいでしょう。

そして第四に、もう一つ、おそらく人間実存（実存としての人間）だけがもっている、重要な特徴があります。それはほかでもなく、自分が「実存」であることを知っているということです。自分が、右のような性格をもった「実存的」な存在であることを、自覚しながら生きているという点に、人間という存在の大きな特徴があります。

実存的苦悩とスピリチュアル・ペイン

ここまできて、ようやく、なぜスピリチュアル・ペインを「**実存的苦悩**」として理解すべきであるかということがわかると思います。というのは、これまで見てきた、スピリチュアル・ペインと呼ばれている事柄は、実に、ほとんどことごとく、人間が実存であり、しかも実存であることを自覚していることから生じてくる、哲学的な問題であるからです。

人間は、自分が無数の属性を背負った個別的な存在であり、それゆえに唯一無二で独自な存在であることを自覚しています。このことは、もちろん一方では、自己の存在やその独自性の「かけがえなさ」の自覚をもたらしますが、同時に、なぜ、何のために、私は「この」私として生まれてきたのか、という問いをも引き起こします。とりわけ、たまたま障害という属性を負って生まれてきた人や、愛のない家庭に生まれてきた人などにとって、この「**なぜ私が**」という問いは、きわめて深刻なものとなる場合があります。

また、自己がまったく個別的な存在で、自分と「同じ」人間は一人としていないということは、強い**孤独**の意識にもつながります。**第5回**に見た詩人の萩原朔太郎もそうでした。どうしても他人とわかりあえないとか、自分が他の人とは違うということが、時として、深刻な孤独感や孤立感をもたらし、それが「生きる意味」を動揺させることもあります。

そして何より、自分が時間的存在であることを知っているということが、決定的です。それは、とりもなおさず、**自分が死すべき存在であることを知っている**ということだからです。人間は、自分がやがて（あるいはいまにも）死すべき存在であり、死に向かって生きていることを自覚しながら生きている、おそらく唯一の動物です。だからこそ、それに対して恐怖や不安を抱くわけですし、「死んだらどうなるのか」「どうせ死ぬのに、何のために生きるのか」という問いも、生まれてくるのです。

スピリチュアル・ペインとは、このように、人間が実存であり、またそれを自覚しているという、人間存在の基本的な性格から、ほとんど必然的に生じてくる問いや苦悩です。これが人間にとって普遍的で一般的な問題であり、またきわめて理性的で哲学的な問題でもあると言ったのは、このことなのです。

（1）ＷＨＯ『がんの痛みからの解放とパリアティブ・ケア』武田文和訳（金原出版、一九九三年）四八－四九頁（WHO, *Cancer Pain Relief and Palliative Care*, WHO Technical Report Series, No. 804, 1990）。

（2）村田久行「終末期がん患者のスピリチュアルペインとそのケア――アセスメントとケアのための概念的枠組みの構築」『緩和医療学』第五巻第二号（先端医学社、二〇〇三年）。

第10回　なぜ「生きる意味」なのか
――ヴィクトール・E・フランクルの思想と実践（1）

はじめに

医療や教育の世界で言われる「スピリチュアル」な事柄とは、結局、「生きる意味」という問題であることを、これまで二回にわたって見てきました。とりわけ、「この」人間の生きる意味、つまり、私が、ほかならぬ「この」私として、「いま・ここ」で生きる意味という、実存的な問題です。

そこで今回は、まさにこの問題に取り組んだ精神科医である**ヴィクトール・E・フランクル**という人の思想と実践を取り上げてみたいと思います。彼は「ロゴ・セラピー」と呼ばれる独自の心理療法を実践しました。「ロゴ」は「ロゴス」のロゴで（第3回参照）、この場合はとくに「意味」という意味です。ですから、ロゴ・セラピーとは、まさに「**生きる意味の援助**」であり、患者が自己の生きる意味を発見することを援助する心理療法です。

フランクルは精神科医であり、あくまでも心理療法という専門的な医療の一環として、このロゴ・セラピーを実践しました。しかし、その背景には、彼なりの人間観と時代認識があります。そういう意味で彼は、たんなる精神医学の専門家という以上に、人間と社会について広い視野で考える哲学者であり、思想家であったとも言えます。実際、「生きる意味」という問題をめぐる彼の思想は、教育学や看護学の世界でもしばしば参照されていて、たとえば実存哲学的な看護論として有名なジョイス・トラベルビーの看護論も、フランクルから非常に大きな影響を受けています。今回は、このフランクルの思想、とくにその人間観と、現代という時代に対する診断に注目してみることで、なぜいま「生きる意味」という問題が問題であるのか、ということについて、あらためて考えてみることにしましょう。

第1節　アウシュヴィッツの体験――「生きる意味」の根源性

『夜と霧』

フランクルの名は、一般的にも比較的よく知られています。というのは、一九四七年に刊行された『**夜と霧**』という彼の著書が、いわゆる世界的ベストセラーとして、あまりにも有名だからです。近年でも、たとえばＮＨＫの『１００分 de 名著』という番組で二〇一二年に取り上げられていました。これは、二〇一一年の東日本大震災に直面して、あらためてこの本に対する関心が高まったという背景もあったようです。番組では、若い頃に読んだこの本をあらためて読みなおしながら、家族を失った苦しみや悲しみを乗り越えて日々を生きようとしている被災者の姿なども紹介されていました。

日本語版には『夜と霧』というタイトルがついていますが、原著のタイトルは『強制収容所における一人の心理学者の体験』です。フランクルはユダヤ人でしたので、第二次世界大戦中、ナチス・ドイツによってアウシュヴィッツ強制収容所に送られました。彼の両親と妻も収容所で殺されています。この本は、この世の地獄などという言葉ではとうてい言い表わせないほどの地獄だったとも言われる、あのアウシュヴィッツの体験記なのです。

しばしば誤解されていますが、フランクルの思想や心理療法の方法は、必ずしもこのアウシュヴィッツの体験がもとになったものではありません。彼が収容所に送られたときには、すでにそれらは、おおむね確立されていました。けれども、アウシュヴィッツの体験が、それに対するより強い確信を、彼に抱かせたことはまちがいありません。「生きる意味」という問題が、人間の生存にとって決定的な問題であるということについての確信です。

「生きる意味」と「生きる意志」

想像を絶する過酷な収容所生活のなかで、およそ人間の尊厳らしきもののいっさいを奪われて、身体的にも心理的にも極限状態にまで追いつめられた日々のなかで、それでもなお人間の生存を支えることができたのは、ひとえに「生きる意味」であったとフランクルは言います。どれほど過酷で絶望的な状況にあっても、なお自己の「生きる意味」を自覚することができた人間は、身体的・心理的ないかなる苦痛をも耐え忍び、なお生きようとする意志をもつことができ、そして現に生き延びることができた。それに対して、それを自覚することができなかった人間には、それができなかったと言うのです。

この場合の「生きる意味」とは、とくに、未来の「**目的**」や希望を指しています。それが、いま現在の苦しみを耐え忍ぼうとする「意志」を支えたのであり、逆にそれをもつことのできなかった人間は、生きる意志そのものを失ったと言うのです。まさに前回に見た村田理論で言うところの「未来の喪失」ですが、それは具体的には、たとえばこのような状態であったとフランクルは言っています。

一つの未来を、彼自身の未来を信ずることのできなかった人間は収容所で滅亡して行った。未来を失うと共に彼はそのよりどころを失い、内的に崩壊し身体的にも心理的にも転落したのであった。このことは一種の危機の形でしばしばかなり急激に起きることもあった。そしてその危機の現われ方はかなり経験のある囚人にはよく知られていた。〔……〕通常これは次のような形で始まった。その当の囚人はある日バラックに寝たままで横たわり、衣類を着替えたり手洗いに行ったり点呼場に行ったりするために動こうとはしなくなるのである。何をしても彼には役に立たない。何ものも彼をおどかすことはできない――懇願《こんがん》しても威嚇《いかく》しても殴打《おうだ》しても――すべては無駄である。彼はまだそこに横たわり、殆《ほとん》ど身動きもしないのである。そしてこの危機を起したのが病気であれば、彼は病舎に運んで行かれるのを拒絶するのであり、あるいは何かして貰《もら》うのを拒絶するのである。彼は自己を放棄したのである！　彼自身の糞尿にまみれて彼はそこに横たわり、もはや何ものも彼をわずらわすことはないのである。(1)

このような「未来の喪失」と「生きる意志の喪失」との本質的な連関は、次のような劇的な事例によっても示されたことがあると、彼は報告しています。囚人Fが、ある日、奇妙な夢を見ました。声が聞こえて、知りたいことを何でも言えば、それに答えてくれると言ったのです。そこでFはこう尋ねました。「私にとって」戦争はいつ終わるのか。いつ収容所から解放され、いつ、この苦しみは終わるのか。すると声は、「三月三〇日」と答えました。彼がその夢を見たのは、同じ年の二月のことでした。三月のはじめ頃、「彼はまだ希望に満ちており、彼の夢の声の言ったことは正しいであろうと確信していた」といいます。ところが、予言の期日がどんどん近づいてくる一方、収容所に入ってくる現実の情報によれば、当分のあいだ囚人が解放される望みはないということがわかってきました。「すると次の事が起った。三月二九日にFは突然高熱を出して発病した。そして三月三〇日――すなわち予言に従えば戦争と苦悩が「彼にとって」終る日に――Fはひどい譫妄《せんもう》状態に陥り始め、そして終《つい》に意識を失った。……三月三一日に彼は死んだ。彼は発疹チブスで死んだのである(2)」。

「精神的なもの」の身体・心理への影響

フランクル自身もあまりに「劇的」だったと言うこの事例に関して、彼は次のように書いています。

勇気と落胆、希望と失望というような人間の心情の状態と、他方では有機体の抵抗力との間にどんなに緊密な関係があるかを知っている人は、失望と落胆へ急激に沈むことがどんなに致命的な効果を持ち得るかということを知っている。私の仲間のFは期待していた解放の時が当らなかったことについての深刻な失望がすでに潜伏していた発疹チブスに対する彼の身体の抵抗力を急激に低下せしめたことによって死んだのである。彼の未来への信仰と意志は弛緩《しかん》し、彼の肉体は疾患に仆《たお》れたのであった。(3)

心理的（メンタル）な状態が、身体の状態にもかなり直接的に関係してくるということは、つねに言われることです。けれどもフランクルは、いわばそのもう一つ根源に、生きることの「意味」や「目的」といった精神的（スピリチュアル）なものがあり、しかもそれが、身体・心理の状態に、やはり直接的に影響してくることがある、ということを言っています。右に引用した文章のなかで、「致命的」な効果と言われているのは、そのことを指しています。「生きる意味」の喪失は、時として、文字どおり「致命的」となりうるということ、つまり、身体の生存を危うくする場合がある、ということです。

なお、右に見た囚人Fの事例は典型的だった一つの例にすぎず、同様の事例が、収容所では数多く見られたそうです。もう一つだけ見ておくと、たとえば、収容所では、クリスマスの直後の約一週間のうちに、後にも先にもなかったほど、大量の死者が出たといいます。衛生環境や栄養状態などの外的な条件には、とくに変わりはなかったにもかかわらずです。その大量死の原因は、クリスマスには家に帰れるだろうという淡《あわ》い希望に、多くの囚人が身を委ねてしまったことにあったのではないかと言われています。その希望が失われたことによって、彼らは生きる意志を失い、それによって身体の生命力や抵抗力をも同時に失ってしまったと考えられるのです(4)。

フランクルのマズロー批判

さて、ここで一つ注意を要することは、いま言ったように、生きる意味という「精神的」な問題が、人間の「身体的」な生存の問題に直結する場合があるという、そのことです。なぜそのことに注意が必要であるかと言えば、ともすれば私たちは、「生きる意味」のような精神的な問題は、身体的な生存のレベルが十分に満たされた人間が抱くものではないかと思いがちだからです。身体的・心理的にある程度健康で、社会的にもそれなりに安定している人が、さらに、よりよく生きるとか、より充実した人生を生きるとかというような、いわばよりいっそうの幸福を求めて、生きる意味のような事柄を考えるのではないか。逆に、病気や貧困によって、身体的なレベルで生きるか死ぬかという瀬戸際にあるような人は、生きる意味などという高尚な哲学問題などには、かまっていられないのではないか。そういうふうにも、思うのではないでしょうか。

この点に関して、あらためて考えなおさせてくれるのは、あのマズローのいわゆる欲求段階説に対するフランクルの批判です。マズローの欲求段階説は、こんにちの看護においても、患者のニーズを理解するためのベースとなる理論として活用されているものですので、よくご存じでしょう。復習がてら確認しておけば、人間のさまざまな欲求は、低次の欲求から高次の欲求へと、段階的な構造をもっており、それは「生理的な欲求」「安全への欲求」「所属と愛への欲求」「承認への欲求」「自己実現への欲求」の五段階に分けられる。低次の欲求が満たされるに従って、より高次の欲求が現われてくる。このようにマズローは考えるわけです。そしてこの五段階はそれぞれ、「生理的」が身体的、「安全」「所属と愛」「承認」が心理的・社会的、そして「自己実現」が精神的（実存的）な側面に、おおむね相当すると言ってよいでしょう。

そうすると、この段階説に従うならば、生きる意味への欲求は明らかに自己実現欲求の段階に相当しますから、これは身体的・心理的・社会的な欲求がある程度満たされたあとに、はじめて現われてくるものであるということになります。そして、たしかにそれも、半分はそのとおりであるとも言えます。というのは、フランクルも触れていますが、たとえば若い世代を対象に「あなたの人生の目標は何ですか」というようなアンケート調査をすると、「自分の人生に意味を見出すこと」や「自己を実現すること」といった精神的・実存的な事柄が挙げられるのは、ほとんど決まって、物質的・社会的に満たされた豊かな先進国においてです。逆に貧しい後進国では、「お金を稼ぐこと」や「生活水準を向上させること」といった物質的な事柄が圧倒的に多く挙げられる傾向にあります。「衣食足りて礼節を知る」という言葉もあるように、まず物質的な生存のレベルが満たされて、はじめて精神的な事柄が問題になってくる、という側面も、たしかにあることはあります。

けれども、このような段階説の考え方だけでは、「生きる意味」という問題がもっている意味を捉えるには不十分だとフランクルは言います。なぜならば、そこでは「低次の欲求が〝満たされない〟時こそむしろ、意味への意志といった高次の欲求が差し迫ったものになることがあるにもかかわらず、そのことへの考慮がなされていない」からである、と。「強制収容所で体験した状況を思い起してもらいたい。いや、もっと単純に、死の床についている状況を考えてみてほしい。そうした状況のなかでは、生きる意味を求める、しかも究極の意味を求める渇望《かつぼう》が、いやおうなしに湧《わ》き上がってくるのである」。つまり、物質的な生存のレベルが満たされていない状態にあるときにこそ、その苦しみを苦しむことの意味、それでもなお生きることの意味という問題が、いっそう切実なものとなる場合もある。そしてそれが、身体の生存に直結する場合さえある。このこと、つまり**生きる意味という問題は、「成功や幸せにかかわる事柄であるばかりか、人の生存にかかわってくる事柄なのである」**ということが、段階説の考え方では見落とされてしまっている、ということなのです。

「意味への欲求」の独立性と根源性

とはいえ、先ほども見たように、低次の欲求の満足が、意味への欲求を引き起こす場合も、たしかにあります。ということは、結局、低次の欲求の満足も不満足も、どちらもが、人間に生きる意味の探求を促すということになります。言い換えれば、「意味への欲求は、ほかの諸々の欲求から独立したもの」であるということです。マズローの段階説のなかのどれに相当するかという問題ではなくて、いわば、そのすべての欲求の根源にあるのが「意味への欲求」なのです。

このことをフランクルは、「手段と目的」という概念で整理して説明しています。生存することや健康であることは、それ自体が目的なのではなくて、何らかの目的を実現するための手段であるということです。マズローの言うさまざまな「欲求」は、そもそも「何のため」の欲求なのかが自覚されてこそ、はじめて強い欲求として引き出される、ということです。いわゆる自己実現欲求についても、同じことが言えます。「自己」を実現することが目的なのではなくて、自己は、何らかの目的を実現するための手段なのです。何らかの目的を実現するための手段として、自己の存在や人生を用いることによって、その結果として、はじめて自己実現は達成されるのです。「自己実現を意図的な目標にしてしまうことは破壊的であると同時に自滅的である」と彼は言っています[5]。

第2節　「ニヒリズム」という時代病

スピリチュアル・ペインとしてのニヒリズム

ところで、フランクルは一九〇五年に生まれ、一九九七年に死にました。二十世紀をほぼ丸々生きたわけです。戦後しばらくのあいだの彼の関心は、『夜と霧』のように、収容所体験を語り継ぐことに重点が置かれていたと言えますが、二十世紀の後半になると、もう少し広く、現代社会論的な傾向が強くなっていったように思われます。つまり、強制収容所のような極限状態における生きる意味という問題よりも、むしろ（とくに先進国の）現代人一般が抱える問題としてのそれに、より重点が置かれていったように見受けられます。

彼が死の直前まで何度も加筆や修正を行なっていた著作に、『医師による魂への配慮』というものがあります。(6) その最終版は、彼の死後、二〇〇五年になってようやく出版され、日本ではその翻訳が『人間とは何か――実存的精神療法』というタイトルで二〇一一年に出版されました。つい最近のことですから、そういう意味では、彼が二十世紀の後半になってとくに重点的に取り組んだ問題は、ようやくこれから、私たちが受けとめていくべき問題であるとも言えるでしょう。

その問題とは、一言で言えば、現代社会における「**ニヒリズム**」という問題です。ニヒリズムという言葉は哲学の用語で、十九世紀の終わりにドイツのフリードリヒ・ニーチェという哲学者が宣言したものです。ニーチェは「神の死」を宣告した哲学者として有名ですが（第6回の注3参照）、彼は同時に、二十世紀と二十一世紀はニヒリズムの時代が到来する、と予言しました。ニヒリズムとは、彼自身の言葉では、「最高の価値が無価値になる」ことであり、「**「なぜ」という問いに対する答えが欠けている**」ことであると言われます。「なぜ」「何のために」という問いに対する答えが失われることですから、世界と人間の存在や出来事の、意味・価値・目的が失われること、要するに、「**生きる意味の喪失**」です。前回に見た村田久行さんも、スピリチュアル・ペインとは「生きることの無意味・無価値・無目的の感覚」であると言っていましたが、これも明らかにニヒリズムを指しています。

フランクルは、これをニヒリズムと呼んだり、「実存的空虚感」とか「実存的欲求不満」とかと呼んだりすることもあります。いずれも、「生きる意味の喪失」や「生きることの無意味さ」を指しています。彼は、精神科医として多くの人の治療に携わってきた経験をふまえて、たしかにこのニヒリズムが、時代を追うごとにますます多くの現代人の精神を（あるいは心理・身体をも）を蝕《むしば》んでいる、という問題意識を強くしていったようです。

つまり、「生きる意味の喪失」という問題は、もはや強制収容所のような極限状態にある人だけの問題ではなく、むしろ、一見健康で安全な生活を送っている現代人一般の問題、そういう意味での一種の時代病であるという認識を、より強くしていったのです。

フランクルの時代診断

『人間とは何か』の冒頭部分で、フランクルはこの問題を、執拗《しつよう》とも思われるほど繰り返して力説しています。たとえば、こう言います。

ようやく最近になって、ハーバード大学のファーンズウォース教授が、アメリカ医学会に先立って行われた講演の中で次のように述べている。「医学は今、その役割の拡大という課題に直面しています。私たちが今経験しているような危機の時代においては、医師はどうしても哲学に専心しなければなりません。私たちの時代の最大の病は、目標喪失、退屈、意味と目的の欠如なのであります」と。

こうして、今や医師のもとに、さまざまな問題、すなわち、本来医学的ではなく哲学的な性質の問題であり、医師にほとんど用意のできていない問題が持ち込まれる。患者たちは、その問題を精神科医に相談する。というのも、患者たちは自分の人生の意味を疑っているか、そもそも人生の意味を見出すことにまったく絶望しているからである。(7)

ここではまず、はっきりとニヒリズムの問題が指摘されています。生きる意味の喪失が「時代の病」であり、それは本来「哲学的な性質」の問題であると言われています。

ところが、その「本来医学的ではなく哲学的な性質の問題」が、現代では精神科医や心理カウンセラーにもち込まれるのです。この現象は、しばしば「牧師から精神科医へのヨーロッパ人の移動」などとも言われます（第5回の注5参照）。精神分析や心理学が、現代の宗教、または宗教の代替物になっているという言い方をする人もいます。これもすでに何度か触れてきたように、かつて、「生きる意味」のようなスピリチュアルな問いや苦悩に応答し、それに対して何らかの答えを与えてきたのは、宗教でした。人生の悩みや苦しみのようなものは、神父や牧師やお坊さんに相談したのです。けれども、宗教に対する信頼が薄れ、科学が宗教に取って代わったとも言える近現代では、より科学的な装いをもった心理学や精神医学に、その解決（治療）を求めようとする傾向が強くなってきたわけです。

この傾向は、当然日本でもあります。というよりも、キリスト教のような確固とした教義と権威をもった宗教が、もともとあまり強くなかった日本では、その傾向がいっそう顕著であると言ったほうがよいでしょう。実際、日本では一九九〇年代くらいに、たいへんな心理学ブームが発生しました。かつては、実存的な悩みや苦しみを抱く人は、宗教や哲学や文学のなかにその答えを探し求めようとしたものですが、そういう人たちが、ほとんどなだれ込むようにして心理学に傾倒していったのです。こんにちでも、学校や病院、あるいは企業における心理カウンセラーの需要は、ますます増加する一方です。

フランクルは、こういう現代的な現象の背後に、実存的な欲求不満、精神的な欠乏、意味への飢えのようなものを見てとったわけです。しかしながら、従来の精神医学や心理学は、この問題に十分に応答することができない。それどころか、ある意味では、むしろ精神医学や心理学こそが、かえって人間の実存的欲求不満の原因にさえなっていると彼は言います。というのは、ここで問題になるのは、基本的な人間観の問題なのです。

心理学の背後にある人間観

もともとフランクルは、精神分析学の拠点であったオーストリアのウイーン大学で、ジグムント・フロイトとアルフレッド・アドラーに師事しました。フロイトは精神分析学の創始者、アドラーは、もともとフロイトの共同研究者で、のちに個人心理学という独自の心理学理論を構築した人です。フランクルは最初この二人のもとで精神医学を学んだのですが、やがて、両者とも最も大事な事柄であるはずの「意味」の問題を問題にしていない、あるいはむしろ意図的にそれを無視しようとしていると考え、いわば精神医学の第三の道を模索するようになりました。それがロゴ・セラピーです。そのため、フランクルのロゴ・セラピーは、フロイト、アドラーに次ぐ「ウイーン第三学派」とも呼ばれています。

このことを、フランクル自身はこのように説明しています。

まず、精神分析に関しては、この授業でも、これは一種の疑似《ぎじ》科学であり、「心の機械論」であると言いました（第5回参照）。したがって、この立場が最も重点を置くのは「原因」という観念です。人間の意識の現象は、すべて無意識の欲求が原因となって、機械的に引き起こされたものである。そしてその無意識の欲求とは、性欲衝動（リビドー）に基づく「快楽への意志」である。最も基本的な発想としては、このように考えるわけですから、人間の根本にはこの「快楽への意志」があり、人間はそれに衝《つ》き動かされる存在である、というのが、精神分析が前提としている人間観であると言えます。

他方、個人心理学は、人間を衝き動かす最も根本的な原因は、他者との比較のなかで生じる劣等感（コンプレックス）であると考えます。アドラーによれば、人間は社会的存在として他者たちに取り囲まれることによって、そこにおのずと自己と他者との比較の意識が生じ、優劣の感情を抱くようになります。そして、その劣等感を克服して自己を高めていき、他人よりも優越しようと努力するようになる。こうして、アドラーいわく「劣等感と優越欲は、つねに人間生活における根本的事実の二側面である」ということになります。したがって、個人心理学が人間の根本にあると考えるのは、「快楽への意志」よりも、むしろ「力への意志」です。人間とは、より自己を高め、他人よりも優れた存在であろうとする「力への意志」に衝き動かされる存在だ、と考えるわけです。

還元主義がもたらすニヒリズム

ここで注意してほしいことは、フロイトにせよアドラーにせよ、彼らは、人間という存在は、何らかの「原因」によって機械的に「衝き動かされる」存在である、という人間観を前提にしていることです。人間の意識的で自覚的な行為や行動も、その実、無意識の欲求や劣等感といった「原因」によって引き起こされたものである、と考えるのです。そのようにして、これらの心理学の立場は、人間の意識的な現象や精神的な観念を、より原始的な原因に、いわば引き戻して捉えようとするわけです。これを**「還元主義」**と言います。

すると、こういうことになります。たとえば、ある人が、少しでも善い社会を築くためとか、一人でも多くの若者に幸福な人生を送ってもらうためとかいった「目的」に基づいて、教師という仕事をしているとします。ところが、「心理学的な理解」によれば、この人はたんに、権威的な父親へのコンプレックスとか、人の上に立ちたいという優越欲とかといった「原因」に衝き動かされているにすぎないということになります。このように、「心理学的な理解」は、意味や価値や目的といった人間の精神的な観念の背後に、どのような動機＝原因があるのかを探り、前者を後者に還元しようとします。そして、それによって、結局それは「〇〇にすぎない」というかたちで、意味・価値・目的といった観念そのものを否定してしまう傾向をもつのです。心理学や精神医学が、むしろニヒリズムをもたらしているとも言える、というのは、このことなのです。

「還元主義こそ、今日のニヒリズムの正体である」とフランクルは言います(8)。それは**「人間的な現象**

を人間以下の現象に引き下げようとする」。つまり、人間を、たんに本能や衝動に駆り立てられるだけの、機械のような存在に変えてしまうということです。

「原因」と「目的」

もちろん、フランクルも、心理学や精神医学そのものを否定しているわけではありません。その一定程度の真実性と、治療に対する有効性は、当然認めています。繰り返しますが、問題は人間観なのです。そして、その特定の見方に従った一面的な人間観を、安易に普遍化してしまうことが問題なのです。

結局、フランクルが問題視したのは、この授業の前半で見てきた**科学主義**の問題であると言えます。科学とは、対象を一個の機械として見立て、それを「原因と結果」の関係に分析して理解するものでした。その科学的な方法を、人間の精神にも適用しようとするのが心理学であるわけですから、それはほとんど必然的に、人間を何らかの原因によって衝き動かされる自動機械のようなものと見なす人間観を導くことにもなるのです。

そして、その結果として、見落とされ、あるいは意図的に否定されてしまうのが、「目的」という観念です。精神分析が「原因」、個人心理学が「欲求」という観念から、人間を機械的に理解しようとするのに対して、フランクルのロゴ・セラピーは、いわば、それによって否定される「目的」という観念の復権を主張するのです。つまり、人間はたんに、無意識の欲動や劣等感に「衝き動かされる」存在であるのではなく、ある目的に向かって、自分の意志で、自分の行為を決定する存在である、という側面を重視しようとするのです。

「意志の自由」と「意味への意志」

したがって、ここでは人間の「**意志の自由**」という観念が、決定的な意味をもちます。人間は、どのような外的な条件や環境にあっても、その与えられた環境に対してどのように行為するかを、みずからの意志で決定する、精神の自由をもっている、と考えるのです。

科学主義的な心理学（フランクルはそれを「心理学主義」と呼びます）においては、事実上、人間の「意志の自由」などというものは認められません。人間の意識や行動は、外的および内的な条件（原因）によって決定されたものであると考えるからです。「快楽への意志」や「力への意志」によって「衝き動かされる」存在であるというのは、そういうことです（なお、言うまでもなく、**第5回**に見た行動主義の立場も、人間の行動はすべて「条件づけ」によって「決定」されていると考えるわけですから、「意志の自由」は認めません）。しかしフランクルは、人間にとって最も根本的なものは、「快楽への意志」でも「力への意志」でもなく、「**意味への意志**」であると言います。人間は自己の存在の意味を求める存在であり、そしてその「意味」を実現するために、みずからの自由な意志で「目的」を立て、その目的に向かって自分の行為を決断的に決定することができる存在である、と考えるのです。

もちろん、これもしょせんは一つの考え方にすぎません。そもそも、これもカントが言ったことですが、「意志の自由」というものがあるのかないのかということは、どちらとも考えられます。つまり、これも結局は、広い意味での信仰の問題なのです（第7回参照）。けれども、そのうえで、ニヒリズムを克服し、「生きる意味」を実現するためには、あるいはそれを援助するためには、人間には意志の自由があり、その自由な意志によって、人間はみずからの生き方を自律的に決定できる存在であるということを、まず信じることから出発するしかない。フランクルの思想は、そのように訴えているようにも思われます。

（1）ヴィクトール・E・フランクル『夜と霧』［新装版］霜山徳爾訳（みすず書房、一九八五年）一七九頁。
（2）同上、一八〇－一八一頁。
（3）同上、一八一頁。
（4）同上、一八一－一八二頁。
（5）以上、フランクルのマズロー批判については、ヴィクトール・E・フランクル『〈生きる意味〉を求めて』諸富祥彦監訳／上嶋洋一・松岡世利子訳（春秋社、一九九九年）四〇頁以下。
（6）「魂への配慮」の原語はドイツ語の「ゼーレ・ゾルゲ」で、これはドイツの病院で行なわれているスピリチュアル・ケアを指します。
（7）ヴィクトール・E・フランクル『人間とは何か――実存的精神療法』山田邦男監訳／岡本哲雄・雨宮徹・今井伸和訳（春秋社、二〇一一年）九－一〇頁。
（8）フランクル前掲『〈生きる意味〉を求めて』、八三頁。

第11回　「生きる意味」の実現方法
――ヴィクトール・E・フランクルの思想と実践（2）

はじめに

フランクルは、その精神科医としての豊富な体験をもふまえて、現代社会はニヒリズムという病に侵《おか》されている、と見ました。多くの現代人は、生きる意味の喪失に苦しんでいる。あるいは、そもそも生きることに意味を見出すことに、はじめから絶望している。だから彼は、現代の医療・教育・福祉には、「生きる意味の援助」が必要だと言ったのです。

これはどういうことなのか、少し具体的な例で考えてみましょう。たとえば、近年の日本の学校教育では、子どもたちのいじめを苦にした自殺が深刻な問題になっています。そこで、多くの教師や教育学者たちは、現代のいじめが、どのような原因で起こり、どのような仕組みになっているのか、つまり、まさにいじめのメカニズムを研究することによって、その解決や予防に取り組んでいます。もちろん、それは必要なことです。しかし他方で、よく言われるように、いじめそのものを完全に根絶することは、おそらく不可能です。少なくとも、いじめそのものは、いまにはじまった問題ではなく、学校教育の歴史とともに古いものです。だとすれば、いかにいじめを予防・解決するかという問題とともに、不幸にしていじめにあってしまった子どもが、その現実をどのように受けとめて生きていくのかという問題が、同時に考えられなければならないはずです。つまり、誤解を招きかねない言い方ですが、現代のいじめに関する深刻な問題の一つは、いじめにあった子どもが、あまりにも安易に自殺を選んでしまうということにもあるのです。言い換えれば、いじめにあうことの苦しみに耐えたり、それを克服したりして、それでもなお生きようとする「意志」をもつことが難しくなっている、ということです。

これは、病気や障害の問題と、たいへんよく似ています。病気もまた、医学によってそのメカニズムが研究され、その治療と予防がめざされてはいますが、他方で、病気そのものを完全に根絶することはできません。どれほど医学が発展しても、やはり、不幸にして病気になってしまう人はいるのです。だから、医療は、いかにして病気を治療・予防するかという問題と同時に、いかに病気を引き受けて、病気の苦しみとともに生きていくことを援助するかという問題をも、考えなければならないのです。

「生きる意味」という問題は、ここに関わっています。フランクルの著書の一つに、『それでも人生にイエスと言う』というものがありますが、まさにこのタイトルのとおり、不幸や苦しみをともなう人生であっても、なおそれを肯定するということが、いかにして可能なのか。そしてそのための援助とは、どのようなものなのか。今回は引き続き、フランクルの思想と実践をもとに、とくに「生きる意味」の具体的な実現の方法、またはその援助の方法について、考えてみることにしましょう。

第1節　「生きる意味」の実現方法（1）――「欲求」から「責任」へ

生きる「目的」の自覚

フランクルは、「「なぜ」生きるかを知っている者は、ほとんどいかなる「いかに」生きるかに耐えることができる」というニーチェの言葉を好んで引用しています。人間が、病気や不幸な状況といった苦しい外的な条件や環境に耐えて、なお生きようとする意志をもつことができるためには、まず何よりも「なぜ」生きるのか、「何のために」生きるのかという、「目的」を意識しなければ（させなければ）ならない、ということです。

強制収容所においても、過酷な状況に打ちのめされて絶望した人に対して、なお「人生におけるあるものが未来において彼等を待っている、ということを示す」ことによって、彼らの生きる意志を取り戻させることに成功した実例が数多くあったと、フランクルは報告しています。たとえば、ある人は「彼が並外れた愛情をもっている一人の子供が外国で彼を「待っていた」」。別の人は、「人間ではないが他のものが、すなわち彼の仕事が「待っていた」」。「彼は科学者としてあるテーマについて本のシリーズを書いていたのであるが、それはまだでき上がらず、その完結を待っていたのである」。これらのことを、対話を通して明らかに自覚させることによって、彼らは生きる意志を取り戻したといいます[1]。他方、残念ながらこの「目的」を失ってしまった人、自覚することができなかった人が、どのような状態に陥ったのかは、前回にも見たとおりです。同じ箇所で、彼は次のように書いています。

反対に何の生活目標をももはや眼前に見ず、何の生活内容ももたず、その生活において何の目的も認めない人は哀《あわ》れである。彼の存在の意味は彼から消えてしまうのである。そして同時に頑張り通す何らの意義もなくなってしまうのである。このようにして全く拠り所を失った人はやがて仆《たお》れて行くのである。あらゆる励ましの言葉に反対し、あらゆる慰めを拒絶する彼等の典型的な口のきき方は、普通次のようであった。「私はもはや人生から期待すべき何ものも持っていないのだ。」これに対して人は如何《いか》に答えるべきであろうか[2]。

何のために生きるのかという「目的」が、その目的のためにいまを生きようとする意志を支えるというのは、わかりやすい話です。けれども、右のように、もう自分は人生に何も期待できない、何の目的ももてない、というときは、どうすればよいのでしょうか。第9回に見た村田理論の枠組みで言えば、このような「未来の喪失」に対しては、失われた「未来の回復」、つまり失われた目的に代わる、何か新たな目的の再発見が、ケアの方針であるということになります。しかし、どうすればそんなことが可能なのでしょうか。先ほどの例のように、もう一度家族に会いたいとか、仕事を完成させたいとかという、強い欲求をもてる人は、まだ比較的容易です。けれども、そういう欲求さえも、もうもてなくなってしまう人は、少なくありません。病気や障害など、外的な条件による制約が大きければ大きいほど、そうでしょう。そういう人が、なお自己の生きる目的を自覚するということは、どのようにして可能なのでしょうか。

「生きる意味」についての観点変更

そこでフランクルは、次のように言います。これは、彼の思想のいちばんの核心と言ってもよい箇所で、しばしば引用される一節です。

> ここで必要なのは生命の意味についての観点変更なのである。すなわち人生から何をわれわれはまだ期待できるかが問題なのではなくて、むしろ人生が何をわれわれから期待しているかが問題なのである。そのことをわれわれは学ばねばならず、また絶望している人間に教えなければならないのである。〔……〕われわれが人生の意味を問うのではなくて、われわれ自身が問われた者として体験されるのである。人生はわれわれに毎日毎時問いを提出し、われわれはその問いに、詮索《せんさく》〔細かいことを調べること〕や口先ではなくて、正しい行為によって応答しなければならないのである。人生というのは結局、人生の意味の問題に正しく答えること、人生が各人に課する使命を果すこと、日々の務めを行うことに対する責任を担うことに他ならないのである。[3]

「**人生が何をわれわれから期待しているか**」というのは、少しわかりにくいかもしれません。これは「状況が」「世界が」あるいは「他者が」と言ったほうが、もう少しわかりやすいと思います。要するにこれは、自己から世界を見るか、世界から自己を見るか、という違いです。だから彼はこれを「観点変更」と言うのです。

「人生から何をわれわれはまだ期待できるか」という場合、人は自己から世界を見ています。自己を中心にして、その自己が、周囲の世界に何を望み、何を獲得できるか、ということを問題にしているのです。それに対して、「人生が何をわれわれから期待しているか」という場合、人は世界から自己を見ています。世界を中心にして、世界（状況）が、自己に対して何を望んでいるか、ということを問題にするのです。だからまた、そのときには「われわれ自身が問われた者として体験される」わけです。人間は、その時々の具体的な状況のなかで、自分がいま何をなすべきかを問われている存在である。そして、その問いに対して、理屈ではなく、実際の行為（実践）によって応答することによって、はじめてその人の「生きる意味」は実現されるのだ、というわけです。

前者の場合、つまり自己から世界を見て、「人生から何をわれわれはまだ期待できるか」を問う場合、もしその世界、自己を取り巻くそのときの状況が、自己にとってつまらないものであったり、つらく苦しいものであったりしたなら、もうこんな世界で生きている意味はない、ということになってしまうでしょう。「自分はもう人生に何も期待できない」というのは、そういう状態を指しています。けれども、フランクルが言うには、自分が世界に何も期待できない状況にあっても、世界は彼に何かを期待しているのです。そのように、自己から世界を見るのではなく、世界から自己を見れば、自分が「いま・ここ」でなすべきこと、自分に課せられた責任が、必ずあるはずである。そして、それをそのつど、一つずつ果たしていくことによって、その人の固有の「生きる意味」が、そのつど、実現されていくのだ、というわけです。「生きる意味」というものは、何か特別なことをやってのけることによって実現するものではなく、そのように、いわば地道に「日々の務めを果たす」ことによって、その結果として実現していくものなのだ、ということです。

「欲求」から「責任」へ

別の言い方をすれば、この観点変更は、**「欲求」中心の人間観**から**「責任」中心の人間観**への転換を意味しています。自分の欲求を満たすことを中心にして人生を考えるのではなく、自分に課された責任を果たすことを中心にして考える、ということです。わかりやすく言えば、「何をしたいか」ではなく、**「何をなすべきか」**を考える、ということです。

とはいえ、そういう言い方をすると、これはたんに禁欲的な道徳を説いているだけのように聞こえるかもしれません。「したいことをする」、そしてそれこそが「自己実現」であるという考え方は、戦後の日本の教育やマス・メディアが説き続けてきた現代社会のモットーですから、このフランクルの考え方は、時代錯誤的なものに見えるかもしれません。

この点について、もう少し補足しておくならば、フランクルも別に、欲求中心の生き方が悪いと言っているのではありません。道徳的に善いか悪いかという話をしているのではないのです。何か強い欲求（したいこと）があるのなら、人はそれを人生の目的にして生きることによって、その人なりの生きる意味を十分実現できるでしょう。

しかし、彼が問題にしているのは、欲求には限界がある、ということです。欲求を満たすことを目的とする生き方には、生きる意味を実現するに際して、限界がある場合が多いのです。そこには、さしあたり二つの理由があります。

なぜ「責任」なのか

第一に、すでに見たように、とりわけ大きな外的条件や環境の制約が与えられた場合、人間には、もう何も欲求が出てこないということがあります。現に強制収容所では、もう人生に何も期待できないと言って、生きることを拒否した人が大勢いました。病院にも、たとえば事故や病気で一生寝たきりになって、もう人生に何も期待できない、積極的に何かをしたいとは思えない、というような人は少なくないでしょう。フランクルが言っているのは、そういうふうに、いわば欲求が枯れ果ててしまった場合でも、観点を変更することによって、なお自分がいまここで果たすべき責任というものを発見できるはずであり、それを果たすことによって、なおその人は自己の生きる意味を実現できるはずだ、ということです。そういう意味で、**責任は欲求よりも強い**のです。実際、先に見た収容所の二人の男の場合も、彼らは最初、「自分はもう人生に何も期待できない」と言って絶望していた人たちだったといいます。

しかし彼らは、自分が何のために生きる「べき」かという責任を再発見することによって、生きる意味と意志とを取り戻したのです。責任は欲求よりも強いという彼の主張は、このような数多くの実例に基づいたものでもあります。

第二に、欲求とは、自己を中心としたものです。自己を中心に世界を見て、自分が世界から何を期待できるか、何を獲得できるかを考えるわけです。つまり、欲求とは、自己を目的としたものです。けれども、「生きる意味」という事柄において問題になるのは、そもそも、その自己の存在の目的なのです。わかりやすく言えば、仮に人間は「自分のために」生きるのであるとしても、その自分が「何のために」存在しているのか、ということこそが問題になってくるということです。欲求中心の人間観や人生観においては、この問題が見えなくなってしまうのです。

前回も触れた「手段と目的」という問題は、このことを指しています。欲求中心の人間観は、**本来「手段」であるはずの自己を「目的」と取り違えている**、とフランクルは考えるわけです。自己を目的と考えて、「自分のため」に生きようとすればするほど、その自分は「何のため」に存在しているのかという、自己の生きる意味は見失われてしまうのです。「**自己実現そのものを意図的な目的とすることは、自滅的である**」というのは、そういうことです。自己を実現したければ、自己ではない何かのために生きなければならない。そこに、責任という観念が意味をもってくるというわけです。

このことを表現するために、フランクルは好んで「幸福の扉は外側に向かって開く」という、ある哲学者の言葉を引用しています。扉というのは、自分のほうに引っ張って開けるものと、向こう側に押して開けるものとがありますが、幸福（あるいは自己実現や生きる意味）の扉は後者だと言うのです。つまり、自己を目的にして、自分のほうに向かって扉を開けようとすればするほど、むしろ扉は開かない。扉を開けたければ、むしろ、自分以外の何かを目的として、それに向かって出て行かなければならない、というたとえです。

第2節　「生きる意味」の実現方法（2）――三つの価値

「呼びかけ」と「応答」

このように、フランクルのいう「生きる意味」とは、いわば、そのつどの具体的な状況からの「**呼びかけ**」に対する、各人の具体的な「**応答**」によって、そのつど、実現されていくものです。言い換えれば、人間はそのつどの各瞬間に、与えられた状況に対してどのように応答し、どのように行為するかという問いを課されており、その問いに対する答えの「**決断**」を求められている存在である、ということです。その各瞬間の決断が、いわば事後的な「結果」として、各人の固有の「生きる意味」をつくっていくのです。ですから当然、人によって生きる意味は異なりますし、一人の人でも、それはそのつど、変化していくものです。その意味で、それはまさに「実存的」なものです。「人間一般の生きる意味はこれだ」というようなことが言えるわけでは、もちろんありませんし、「私の生きる意味はこれだ」というようなことさえ、言えるものではない、ということにもなります(4)。

実現可能な三つの価値

しかし、そうは言っても、なお多くの疑問が残るはずです。たとえば、与えられた状況に対して、具体的な行為によって応答すると言っても、そもそも行為する身体の自由さえ失ったような場合は、どうなのでしょうか。指一本、自分の意志で動かすことができないような状態や、間近に死が迫ったような状況にあっても、なおその人は、生きる意味を実現することができるのでしょうか。

フランクルは、もちろんイエスと答えます。彼は、人間はどんな状況にあっても、何らかの仕方で、生きる意味を実現できるのだと力説します。とはいえ、それは必ずしも、前節に見たような能動的な実践や行為によるものだけではありません。そのときそのときの状況に応じた、さまざまな、意味の実現の仕方があると言います。それを彼は、おおまかに**「創造価値」「体験価値」「態度価値」**という三つに整理しています。最後に、それを簡単に見ておくことにしましょう[5]。

(1) 創造価値

まず第一の「創造価値」は、これまで見てきたように、与えられた状況に対して、行為や活動によって応答するものです。多くの場合、それは仕事であったり、社会的な役割であったりします。前節に見た文章でも「日々の務め」という言い方が出てきましたが、その時々の状況によって課される責任というものは、具体的な社会的関係や人間関係のなかで、自己が果たすべき役割というかたちで自覚されることが多いでしょう。

なお、言うまでもありませんが、それは何も特別に重要な社会的価値をもつ、偉大な業績のようなものを意味するのではありません。たとえば、平凡な家庭の、平凡な主婦が、毎日の些末《さまつ》な家事を一つずつこなしていくことなども、まさに、この意味での大切な「日々の務め」です。なぜなら、その行為は、その人だけに与えられた、固有の責任だからです。つまり、その行為と、それによって実現する価値は、まさに「かけがえない」ものだからです。「各人の具体的な活動範囲内では、ひとりひとりの人間がかけがえなく代理不可能なのです。だれもがそうです。各人の人生が与えた仕事は、その人だけが果たすべきものであり、その人だけに求められているのです」とフランクルは言います。

ただし、このような実存的な価値が、現代社会では非常に実現しづらくなっているということも、同時に彼自身が指摘するところです。現代の仕事（労働）は、多くの場合、実存的なものとは正反対です。つまり、「ひとりひとりの人間がかけがえなく代理不可能」であるどころか、まったく逆に、「代わりはいくらでもいる」のです。近代社会において、人間は企業や学校、病院など、高度に合理化されたシステムのなかの部品のような存在になっていきますから、仕事を通じた固有の生きる意味の実現という道は、現代ではかなり閉ざされたものになっていると言わざるをえません。そしてそのことが、まさに現代のニヒリズムをもたらしてもいるのです。(6)

もちろん、そういう現代社会にあっても、なお仕事を通じて創造価値を実現できる人もいるでしょう。けれども、一般論として言えば、現代にあって、実存的な人間関係（取り代えのきかない、固有の人間どうしの関係）を営むことができる場は、家庭や友人などの親密な私的領域に限られてくる傾向があるでしょう。「この」私にしか果たすことができない固有の責任というものは、おもにそういう場において自覚されやすいものと思われます。

(2) 体験価値

しかし、先ほども言ったように、人は状況によっては、「創造価値」の実現を妨《さまた》げられることもあります。行為や活動によって、能動的に自己の生の意味を創造することができない場合、どのような価値の実現の方法があるのでしょうか。

そこでフランクルが挙げるのが、二つめの「体験価値」です。これは美や愛の体験のことです。人間は、自然や芸術、あるいは人間（他者）によって、美や愛といった価値を享受《きょうじゅ》することができます。活動や行為によって、価値を能動的に「創造」することができなくても、美や愛といった価値を受動的に「体験」することによって、なおそれを実現することが可能である、ということです。

強制収容所の絶望的な状況にあっても、あるとき、ふと見上げた夕日の美しさや、遠くから聴こえてきた美しい音楽に感動して、「俺たちには生きる意味がある」ということを再確認した囚人たちの体験を、フランクルはつづっています。「強制収容所の中に自然を愛する生活あるいは芸術を愛する生活があるというがごときことは、それだけですでに驚嘆《きょうたん》すべきことのように思われる」。しかし、事実はむしろ、自然や芸術を愛する感性をもった人のほうが、かえって収容所生活を耐え忍ぶことができたというのです。(7)

つまりこれは、「創造価値」のように、未来の目的に向かって生きることによって現在を意味で満たそうとする、未来に重点を置いた人生観ではなく、むしろ現在の瞬間に美や愛を見出し、人生や世界を美しいがゆえに生きるに値するものとして肯定する、現在に重点を置いた芸術的人生観です（第9回のコラム3参照）。未来に確固とした目的を見出せないような状況にあっても、そのつどの現在を、美しい時間として享受することによって、なお人は、生きる意味を実現できるということです。あるいは、これは何か、たった一つの瞬間でもよいのです。フランクルが言うように、「この瞬間のためだけにいままで生きてきたのだとしても、それだけで自分の人生は生きるに値した」と思えるような美や愛の体験は、程度の差こそあれ、多くの人がもっているのではないでしょうか。

(3) 態度価値

しかしながら、このような「体験価値」の実現可能性さえも、閉ざされた人もいます。瀕死の状態や、激しい痛みや苦しみに見舞われて、美や愛の体験さえも困難な状況です。それでもなお実現可能な価値とは、いったいどのようなものなのでしょうか。

フランクルは、それを「態度価値」と呼びます。「たとえ、さまざまな人生の可能性が制約を受け、行動と愛によって価値を実現することができなくなっても、そうした制約に対してどのような態度をとり、どうふるまうか、そうした制約をうけた苦悩をどう引き受けるか」。こうした「態度」によって、なお人は、最後の最後まで、価値を実現することができると言うのです。

彼の思想において、「意志の自由」または「精神の自由」が重要な意味をもつことは、前回も見ました。とりわけそれが決定的な意味をもつのが、この「態度価値」においてです。つまり、人間はどれほど過酷な状況にあっても、その与えられた状況に対してどのような態度をとるかを決定する意志の自由をもっている、ということです。課せられた悲惨な状況にいわば屈服して、やけっぱちになったり、周囲の人に当たり散らしたりする人もいます。最期まで毅然《きぜん》として、勇敢に苦しみと戦ったり、周囲の人に対する感謝や配慮を忘れない人もいます。どのような態度をとるかは、その人の自由な意志にかかっているということです。**苦しみをどのように苦しみ、死をどのように死ぬか**という「態度」において、人は文字どおり最後の最後まで、価値実現の可能性に開かれていると、フランクルは言うのです。

意味実現の方向転換

以上、簡単にですが、三つの意味実現の方向を見てきました。あらためて、フランクル自身の言葉でまとめておきましょう。

意味は三つの主要な方向で実現されることができます。人生を意味あるものにできるのは、第一に、なにかを行なうこと、活動したり創造したりすること、自分の仕事を実現することによってです。第二に、なにかを体験すること、自然、芸術、人間を愛することによっても意味を実現できます。第三に、第一の方向でも第二の方向でも人生を価値あるものにする可能性がなくても、まだ生きる意味を見いだすことができます。自分の可能性が制約されているということが、どうしようもない運命であり、避けられず逃れられない事実であっても、その事実に対してどんな態度をとるか、その事実にどう適応し、その事実に対してどうふるまうか、その運命を自分に課せられた「十字架」としてどう引き受けるかに、生きる意味を見いだすことができるのです。(8)

また、別のところでは、結局、「それが可能なら運命を変える、それが不可避なら進んで運命を引き受ける、そのどちらか」であるとも言われています。

そしてそうすると、重要なことは、人間はそのつどの具体的な状況に応じて、これら三つの意味実現の方向を、いつでも転換することができなければならない、ということになります。人間は、そのつど、異なった意味実現の可能性に開かれているのであり、それを適切に見分けることが重要になってくるのです。その実例として、フランクルは一人の若い男性の例を挙げています。

彼は最初、健康で、広告デザイナーの仕事をしていました。平凡ではあっても、やりがいのある仕事で、彼はその日々の仕事を活動的に行なうことで、人生を意味あるものにしていました。ところが、悪性腫瘍のせいで手足が麻痺状態になり、彼はその活動的な生活を失いました。「創造価値」の実現可能性を失ったわけです。そこで彼は、活動範囲を制限された状況をむしろ活かして、受動的な体験に没頭するようになりました。多忙な生活を送っていたときにはできなかった、読書や芸術鑑賞、他の人々との活発な会話を進んで行なうようになったのです。こうして彼は、「体験価値」の実現に方向転換しました。しかし、さらに病気が進行すると、もはや本を読んだり会話をしたりすることさえも、できなくなりました。それが、病気によって制約された、彼の人生最後の状況でした。そうなると彼は、静かに自分の運命を受け容れました。それどころか、死の数時間前まで、医師や看護師に対するさりげない気配りや思いやりを示し続けたといいます。これが「態度価値」です。こうして彼は、運命が要求した方向転換に、従順に従いながら、最後の瞬間まで、生きる意味を実現し続け、そして完結させたのだと、フランクルは言っています。

まとめに代えて

以上、二回にわたって、「生きる意味」という問題をめぐるヴィクトール・フランクルの思想と実践を、簡単に見てきました。しかし、もちろん、彼の考え方の全部が正しいというわけではありませんし、それで十分というわけでもありません。実際、たとえば、彼はむしろ、あまりにも「意味」という観念に強くとらわれすぎている、という見方をすることもできるかもしれません。彼の考え方は、根本のところで、やはり際立って西洋的またはユダヤ－キリスト教的であるという印象を、かなり強く受けます。つまり、人間（個人）には、かけがえのない尊厳があり、固有の生きる意味がある。したがってそれを実現することこそ、人間の人間らしい生き方である、ということを、彼は強い信念として、はじめから前提にしているようにも思われるのです。人間を、そのつどの状況からの「呼びかけ」に対して

「応答」する責任を課された存在として捉える人間観にも、どこか、「神」の呼びかけに対する応答という、ユダヤ教やキリスト教の雰囲気が感じられます。

それに対して言えば、日本の伝統的な考え方には、あまり人間（個人）の尊厳や生きる意味のような観念にとらわれず、いわば花が咲き、風に吹かれ、最後は枯れて散っていくように、人間もまた、ただあるがままに生き、あるがままに死んでいく。それを、文字どおり「自然な」生き方と死に方として、よしとする傾向があります。こちらのほうが親近感があり、納得しやすいかもしれません。また、このような考え方のほうが、運命や死を「受け容れる」ということが、比較的容易にもなるでしょう。

けれども、同時に一つ注意しておかなければならないのは、私たちは、幸か不幸か、人間の尊厳や個人のかけがえなさを信じる、ヒューマニズム（人間主義または人間中心主義）という近代の考え方に、すでに染まり切ってしまっているということです。私たちは「生きる」ということの感覚において、ヒューマニズム以前に引き返すことはできません。だとすれば、少なくとも教育や医療の世界において、は、すでにこんにちのスピリチュアル・ケアがめざしているように、「生きる意味」をどのように実現していくかという問題を、考えないわけにはいかないのです。そのときに、徹底して「生きる意味」の実現可能性を探ったフランクルの思想は、今後いっそう、重要な参照軸となってくるでしょう。

（1）ヴィクトール・E・フランクル『夜と霧』［新装版］霜山徳爾訳（みすず書房、一九八五年）一八六頁。
（2）同上、一八二頁。
（3）同上、一八三頁、傍点引用者。

(4)　このことを、フランクルはチェスのたとえで説明しています。どんな状況にも通用するような、一般的で普遍的な「チェスの勝ち方」はありません。チェスには、そのつど変化する具体的な状況に対する、そのつどの正しい応答の仕方があるだけです。「生きる意味」も、それと同じだというわけです。なお、このたとえで言えば、途中で行きづまったからといって、チェス盤をひっくり返して、ゲームをなかったことにしてしまうのは、ルール違反です。フランクルいわく、これが人生における自殺です。自殺は人生のルールに反している、というのが、自殺についてのフランクルの考え方です。人間は、最後の一手まで、応答する責任を課されている、と彼は言うのです。

(5)　三つの意味実現の方法については、フランクルの各著書でたびたび論じられていますが、ここではさしあたり、V・E・フランクル『それでも人生にイエスと言う』山田邦男・松田美佳訳（春秋社、一九九三年）を引用・参照しました。該当頁の表記は省略します。

(6)　社会学者のマックス・ウェーバーという人は、近代の資本主義という経済システムの登場と発展について考察した『プロテスタンティズムの倫理と資本主義の精神』（一九〇四年）という本のなかで、このことを、近代の人間はやがて「鉄の檻《おり》」に閉じ込められる、と表現しました。どういうことかというと、企業の労働や学校の教育などが「合理化」されるということは、一定の「方法」や「手続き」が確立されて、作業がマニュアル化されるということです。これによって、誰がやっても同じことができるようになりますから、たしかにこれは、合理的で効率的です。しかし、このことは同時に、あらゆる仕事が、「この」人にしかできないというような実存的なものではなくなり、したがってあらゆる人間が取り代え可能な存在になることをも意味します。また、いわば人間がマニュアルの奴隷となることによって、主体的な存在であることが不可能になります。こうして、人間が人間のために合理化した社会が、やがて人間を機械の部品のような存在に変え、人間の人間性を奪ってしまう、ということです。

(7)　フランクル前掲『夜と霧』、一二六頁以下。

(8)　フランクル前掲『それでも人生にイエスと言う』、七二－七三頁。

第12回　偶然と運命
——九鬼周造の哲学を手がかりに

はじめに

今回は「偶然と運命」というテーマについて考えてみたいと思います。**偶然性**という問題については、これまでの授業のなかでも、何度か間接的に触れてきました。「私は「この」私として生まれたかったわけではなく、生まれてきたらたまたまそうだった」というのは、まさに「偶々《たまたま》」そうだったということ、つまり私が「この」私であることは偶然である、ということを意味しています（第9回の第3節参照）。病気になったり事故にあったりすることも、多くの場合、まったくの偶然か、少なくとも偶然が大きく作用した結果です。まじめに交通ルールを守って、ちゃんと車に注意して歩いていたのに、いきなり酔っぱらい運転の車が猛スピードで突っ込んできて大きな怪我を負ってしまったという場合、それはもう偶然としか言いようがありません。車が「この」瞬間、「この」場所に突っ込んできたから、たまたま「この」人にぶつかったのであって、ほんの数秒でもずれていたら、彼は怪我をしなくてすんだのです。そう考えてみると、個人の存在やその人の人生は、大部分、または全面的に、偶然によって決定されているようにも思われてきます。

こういうことは、ふつうに日常の生活を送っているときには、あまり意識されることはありません。それが強く意識されるのは、「幸福な偶然」や「不幸な偶然」、つまり自分にとって大きな意味のある偶然に遭遇したときです。そしてそういう場合に、「**運命**」という観念が現われてきます。人生のパートナーとの出会いを「運命の出会い」などと言ったりするのは、「幸福な偶然」が「運命」と呼ばれる場合の典型です。偶然に見える二人の出会いが、実は定められたもの、つまり必然だったのだ、という見方を表現しているわけです。

それはそれでけっこうなことですが、問題はもちろん、「**不幸な偶然**」です。暴走車が歩道に突っ込んだとき、たまたまその瞬間、その場所を歩いていたせいで、大怪我を負って人生が台無しになってしまった人は、その偶然を、ただちに「運命」であると考えることができるでしょうか。彼と暴走車の出会いも、実は定められた「運命の出会い」だったのでしょうか。なかなかそうは思えないでしょう。

そういう場合に、ほぼ必ずと言ってよいほど現われてくるのが、「**なぜ」という問い**です。「なぜこんなことになってしまったのか」「なぜ私がこんな目にあわなければならなかったのか」という、この「なぜ」です。「生きる意味」を援助する看護を重視した**ジョイス・トラベルビー**も、『人間対人間の看護』のなかで、こう述べています。

病気を無意味だと考えている病人を援助するのに、看護師たちは準備ができているのだろうか。病人が「どうして私に、こんなことが起こらなければならなかったのでしょう」と質問するとき、看護師はなんとこたえればよいのだろうか。「どうして私のかわいい娘に（あるいは夫に、妻に……）、こんなことがおこらなければならなかったのでしょう」という苦しみぬいた質問に、看護師はどのように応答するのだろうか。(1)

このような「なぜ」「なぜ私が」という問いは、最近ではいわゆるスピリチュアル・ペインの典型の一つとして、つねに挙げられるものですが、哲学的に言えば、これはまさに、存在と出来事の偶然性に対して発せられる問いです。「偶然と運命」というテーマで、今回考えてみたいことは、この「なぜ」に対して、どのような答え方がありえるか、あるいはもう少し正確に言えば、そもそもどのような問い方ができるか、ということです。

それを考えるにあたって参考にしたいのは、日本の九鬼周造《くきしゅうぞう》という哲学者の『偶然性の問題』という著作です。今回はその一部分を、できるだけ簡略化して見てみることで、人間の生における「偶然と運命」という問題について考える材料にしてみたいと思います。

第1節　二つの偶然性——因果性と目的性

因果性と目的性

私たちがふつうに「偶然」という言葉を使うとき、実際には、いくつかの異なった意味で使われていることがあります。ですので、まずはそこのところを少し整理してみる必要があります。九鬼さん自身は、非常に細かい分析と分類・整理をしているのですが、ここではとくに、**因果性**と**目的性**の区別に注目してみることにしましょう。因果性とは〈原因と結果〉の関係、目的性とは〈目的と手段〉の関係のことです。

ところで、そもそも「偶然」とは「必然」の反対です。「必ずそうである」のが必然であるのに対して、「偶々そうである」のが偶然です。そして、必然性にも、因果性についての必然性と、目的性についての必然性があります。つまり、〈原因と結果〉が「必ずそうである」という関係で結びつく場合が因果的必然、〈目的と手段〉が「必ずそうである」という関係で結びつく場合が、目的的必然です。

第3回に見た図3－2を、もう一度見てください。上の〈原因と結果〉の関係は、「インスリンが分泌されれば（原因）－必ず－血糖値が低下する（結果）」という関係です。原因と結果とが「必ずそうである」という関係で結びついていますから、これが因果的必然性です。他方、下の〈目的と手段〉の関係は、「血糖値を低下させるためには（目的）－必ず－インスリンを投与しなければならない（手段）」

という関係です。目的と手段とが「必ずそうである」という関係で結びついていますから、これが目的的必然性です。

さしあたり、最も単純な理解の仕方としては、ある存在や出来事、あるいは人間の行為や行動について、何らかの「原因がある」場合が因果的必然、何らかの「目的がある」場合が目的的必然です。そして、偶然性は必然性の反対ですから、「原因がない」場合が因果的偶然、「目的がない」場合が目的的偶然、というふうに、理解しておいてください。

二つの運命論（1）——原因による決定

必然性と偶然性に関する、この因果性と目的性の区別は、実は重要な意味をもっています。というのは、この因果的な必然と偶然、および目的的な必然と偶然とは、さまざまな結びつき方をすることによって、非常に異なった世界観と人間観・人生観を導くからです。九鬼さんはそれを、図12－1のように示しています。ここではとくに、〈因果的必然と目的的偶然〉の結合と、〈因果的偶然と目的的必然〉の結合との違いに注目しましょう。

前者は、「原因がある」と同時に「目的がない」と考える世界観です。世界のなかで起こる出来事は、何らかの〈原因〉によって引き起こされる。同時に、それは原因によって自動的・機械的に引き起こされるわけであるから、何らかの〈目的〉のために起こるわけではない。このように考えるわけです。たとえば、地震で人間社会に大きな被害が出たような場合、それは自然のメカニズムに基づく機械

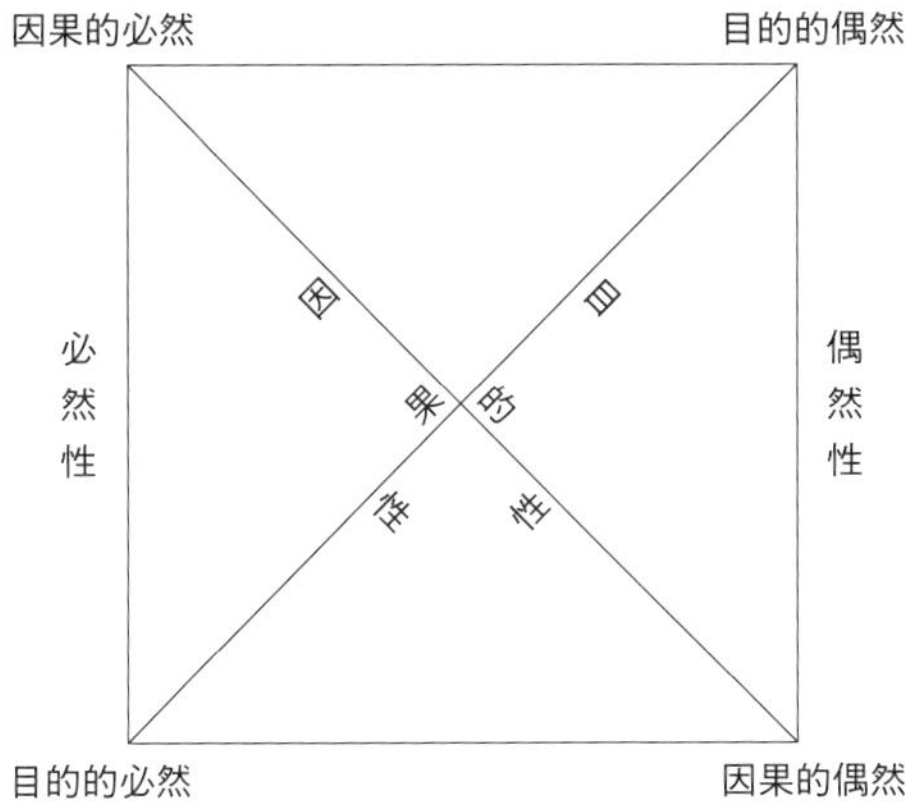

図12－1　因果的必然／偶然と目的的必然／偶然

（出所）九鬼周造『偶然性の問題』『九鬼周造全集　第二巻』（岩波書店、1980年）68頁。

的な原因〈たとえば地盤の変化〉によって起こったのであって、何らかの目的〈たとえば人間の道徳的な戒め〉のために起こったわけではない、ということになるわけです（第3回の注2参照）。

そうすると、この授業の前半で見てきた「科学的」なものの見方、すなわち機械論は、まさにこの〈因果的必然と目的的偶然〉が結合した世界観と人間観であることがわかります。また、第10回の第2節で見たように、どうしてフランクルが、科学主義的な心理学の「還元主義」こそが「ニヒリズムの正体」なのだと言ったのかも、あらためてよくわかると思います。この見方は、人間の意識や行動を、すべて〈原因と結果〉の関係で理解することによって、その〈目的〉を否定するからです。前にも同じ説明をしましたが、たとえばある人が、貧しい人を救うためという〈目的〉をもって、ボランティア活動などをしたとしても、それは支配欲や優越欲といった無意識の〈原因〉によって引き起こされた行動にすぎない、と考えて、〈目的〉の存在を否定するわけです。

哲学の世界の言葉づかいでは、ふつう、このような世界観を「運命論」または「決定論」と言います。これは「**原因による決定**」です。あるいは、時間的に言えば「**過去による決定**」です。ある原因（A）が、特定の結果（B）を引き起こし、それ（B）が原因となって、また特定の結果（C）を引き起こす。ということは、ある時ある場所でCという結果が生じるということは、実はAの時点で、すでに決まっていたことだ、ということになります。こうして、この考え方によれば、いつ、どこで、何が起こるかということは、実ははじめから決定されている、ということになります。その決定されている世界や人間の歴史のことを、「**運命**」と言います。これが「運命」という言葉の、最も一般的な意味です。二〇一一年三月十一日に日本で大地震が起こるということも、そこで誰が死んで誰が生き残るかということも、実はすべて、はじめから決まっていたことであって、それ以外ではありえなかったのだ、ということになるわけです。こういう意味での「運命」を、ここでは、ほかの意味と区別するために、「狭義の運命」という言い方をしておきましょう。

二つの運命論（2）――目的による決定

他方、後者の〈因果的偶然と目的的必然〉の結合は、キリスト教的な世界観に典型的に見られるものです。キリスト教では、基本的に、世界のなかで起こる出来事は、すべて「神の意志」によって決定されていると考えます。これは、神はつねに、ある善なる〈目的〉のために必要なことを、世界のなかに生じさせる、ということです。したがって、世界のなかで起こるすべての出来事には、必ず「目的がある」のです。同時に、キリスト教は基本的に、因果的偶然を信じます。なぜなら、もし世界で起こる出来事が、すべて因果的必然性によって決定されているのだとしたら、神が世界に介入し、世界や人間に働きかけることはできないということになってしまうからです。こうして、キリスト教的な世界観は、目的的必然性を強く主張すると同時に、因果的偶然性の存在を認めるわけです。

私たち日本人の多くは、キリスト教のような一神教の宗教は、世界で起こる出来事はすべて神が決めていると考えるのだから、それは決定論（運命論）ではないかというイメージを抱きがちなのですが、実は全然違うのです。同じ「決定」でも、キリスト教的な世界観や人生観は、「**目的による決定**」です。または「**未来による決定**」です。現在の出来事は、過去の〈原因〉によって引き起こされるのではなくて、未来の〈目的〉によって求められて起こるのです。それは「**摂理**《せつり》」と呼ばれます。「運命」と「摂理」は違うのです。

「運命」と「摂理」の違い

この「運命」と「摂理」の違いは、きわめて重要な意味をもっています。

西洋の哲学の歴史のなかでは、前者は「盲目的で慰めなき立場」、後者は「先見的で慰めの立場」と言われたりもしてきました。要するに、前者は悪い運命論、後者は善い運命論、と考えられる傾向が強かったのです。西洋の哲学はキリスト教の圧倒的な影響を受けているから、と言ってしまえばそれまでですが、しかし、たしかにここには、そう考えられるのも当然とも思われるような理由があります。
というのは、まず第一に、もしすべてが因果的必然によって決定されているのなら、不幸な運命に定められた人間は、どうあがいたって、その定められた運命からは逃れられないということになってしまいます。神に祈ったって無駄ですし、人間の努力も無意味です。つまり、救いがないのです。しかも第二に、その不幸な運命には、何の意味もないということにもなります。不幸な出来事は、何らかの未来の目的のために起こったのではなくて、たんに因果的な必然によって、機械的に起こったにすぎないのです。たまたま幸福な運命だった人間はまさにラッキー（幸運）で、たまたま不幸な運命だった人間は、たんにアン・ラッキー（不運）だっただけです。たまたま不運だった人間は、その無意味な不幸を、無意味に耐え忍ぶしかない、ということになってしまうわけです。

それに対して、「摂理」の立場は、まず第一に、未来は過去の原因によって決定されるのではなく、神の手に委ねられていると考えるわけですから、そこには救いの希望があります。たとえいままでの人生がどれほど悲惨で不幸であったとしても、明日には何かが、あるいはすべてが変わり、いままでの苦労が報《むく》われるかもしれない。そういう希望をもって生きることができるわけです。そして第二に、世界のなかで起こる出来事は、必ず何らかの未来の目的のために起こると考えるわけですから、たとえどれほど不幸な出来事であっても、そこには必ず何か意味があると信じることができます。現在の不幸や苦しみも、未来において、何かより善きものが実現するための手段である、と考えるわけです。

このように、「摂理」的な考え方、つまり目的的必然性への信念や信仰は、まさに「**苦しみに意味を**

与える」のです。そして、それによって、苦しみや不幸は、耐えうるものとなります。宗教的世界観が人間の生を支えてきた、いちばんの理由もここにあります。そして、それとは逆に、目的的偶然性を主張する科学的世界観が支配的となった近現代において、苦しみの意味を問う「なぜ」という問いが、まさに答えのない問いとして立ち現われてきたと考えることができます。存在することや生きることの偶然性が、それを必然化してきた宗教的世界観の喪失によって、いわば剥《む》き出しの偶然性として、立ち現われてきたわけです。

第2節　「運命」という観念の発生

「偶然の必然化」という問題

そう考えると、「生きる意味」の実現という問題は、哲学的に言うと「**偶然の必然化**」という問題に行き着くことになります。フランクルはさかんに、「未来の目的」を意識することが、生きる意味と意志に直結すると力説していましたが、これは、目的的偶然性を目的的必然性に転換する、ということを意味していると言ってよいでしょう。

九鬼さんの『偶然性の問題』も、この問題を扱っています。そしてそれが、狭義の運命とも、キリスト教的な摂理とも異なる、独特な「運命」の考え方につながっています。

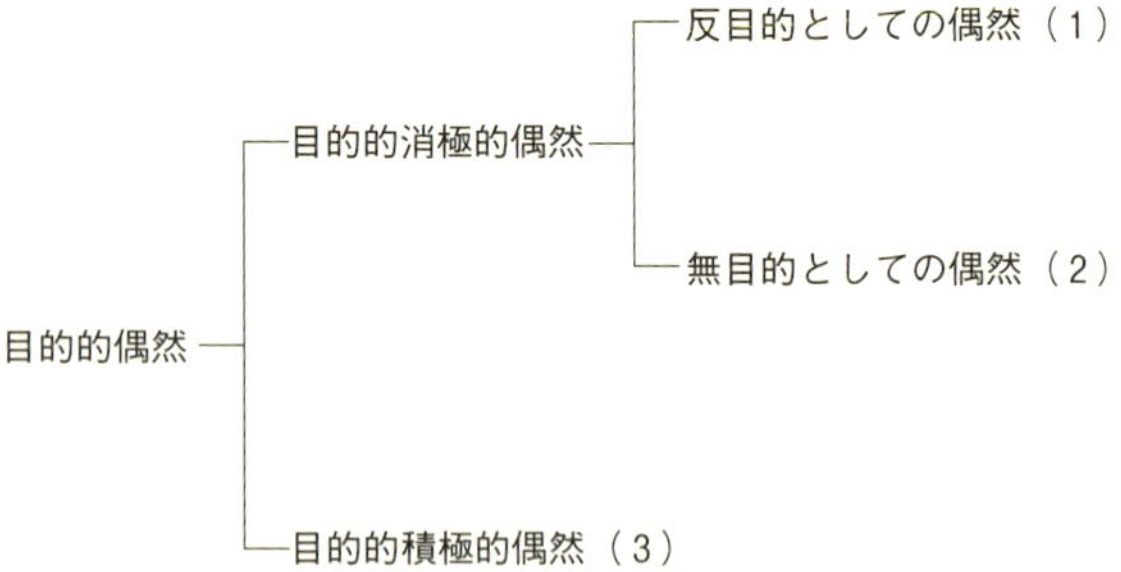

図12－2　目的的偶然の構造

目的的偶然の構造

そこでまず、目的的偶然というものが、具体的にどのようなものとして体験されるかというところから見てみることにしましょう。そうすると、そこには三種類のかたちがあることがわかります（図12－2）。九鬼さんの言葉づかいで言えば、まず大きくは「目的的消極的偶然」と「目的的積極的偶然」の二種類があり、さらに前者は「反目的としての偶然」と「無目的としての偶然」に分けて考えることができます。一見ややこしいですが、次のような単純な例をもとに考えてみると、さほど難しいことを言っているわけではありません。

私がいま、Aさんにボールをぶつけるために、それを投げつけたとします。そしてボールがAさんに命中した場合、これは意図した目的がそのとおりに実現したということです。つまり、この場合は、「ボールを投げた」という行為と、「Aさんに命中した」というその結果とのあいだに、〈手段－目的〉の関係が成立します。これが目的的必然の関係です。したがって、目的的偶然とは、何らかのかたちで、この必然性の関係が成り立たない場合のことを指しています。

たとえば、いちばん単純なのは、ボールがAさんに命中しなかった場合です。これは「意図した目的が実現しなかった」ということです。実現した結果が、意図していた目的に反していた、ということですから、こういう場合を九鬼さんは、（1）の「反目的としての偶然」と呼ぶわけです。要するに、いわゆる「失敗」のことだと考えればよいでしょう。試験に合格することを目的として勉強したが、結果は不合格であったとか、患者を治療することを目的として手術をしたが、病気は治らなかったとかというような場合も、この「反目的としての偶然」です。

では、（2）の「無目的としての偶然」とは何かと言えば、これは、もともと目的が無いことです。つまり、いまのたとえで言えば、Aさんにぶつけるという目的を意図してボールを投げたわけではなく、目をつぶってデタラメに投げたら、たまたまAさんに当たった、というような場合です。前節で見たように、狭義の運命が「盲目的」と表現されるのも、このような無目的性を表現しています。

これらが「目的的消極的偶然」ですが、では（3）の「目的的積極的偶然」とはどのような場合を指しているかと言うと、これは、Aさんにぶつけることを意図してボールを投げたところ、思いがけず、ぶつけることを意図していなかったBさんに命中してしまった、というような場合です。「思いがけない」というのは、「意図していなかった」という意味です。このように、何らかの「意図しなかった結果」が、思いがけず実現したことを、積極的に目撃する場合が、「目的的積極的偶然」と呼ばれます。

「目的なき目的」

たしかに、日常の生活を振り返って考えてみれば、私たちが目的的偶然として体験するのは、この三つの場合のいずれかでしょう。しかしそのうえで、とくに重要な意味をもつのは、（3）の目的的積極的偶然です。というのは、この場合、思いがけず実現した**「意図しなかった結果」**が、主観的に大きな意味をもつ場合、あたかも、それがはじめから目的であったかのように思われることが、しばしばありうるからです。右の例の場合でも、ボールをぶつけられたBさんは、私に対して怒るかもしれません。なぜなら、あたかも、私がはじめからBさんにぶつけるために、ボールを投げたかのように見えるからです。

　そこで九鬼さんは、この「意図しなかった結果」のことを、（これまたややこしい概念ですが）**「目的なき目的」**と呼びます。「目的として立てられはしなかったが、しかも目的たり得《う》べきようなもの」と九鬼さんは言っています。つまり、事実としては目的として意図したわけではなかったけれども、後になってみると、あたかもそれがはじめから目的であったかのように考えることができるもの、という意味です。この「目的なき目的」という概念が、「運命」という問題を考えるとき、大きな鍵になります。

「運命」の体験

　右に挙げたボールの例はいかにもつまらないものですが、この目的的積極的偶然は、個人の人生や人間の歴史において、非常に重要な役割を果たすことが、しばしばあります。たとえば、看護師になる目的で入学した学校で、思いがけず知りあった異性と仲良くなって、のちに結婚したという人も少なくはないでしょう。彼（彼女）はその人と結婚することを目的としてその学校に入学したわけではないのですから、これは意図しなかった「目的なき目的」です。私が大学で講義をするために通勤電車に乗ったところ、その電車がたまたま事故にあって、私が大怪我をしたとします。私は怪我をするために電車に乗ったわけではないのですから、これも「目的なき目的」です。前者は「幸福な偶然」で、後者は「不幸な偶然」ですが、いずれにせよこれらは、ある目的的積極的偶然において経験される「目的なき目的」が、その人の人生において、きわめて大きな主観的意味をもつ場合です。

「運命」という観念が現われるのは、このような場合であろうと、九鬼さんは言います。こういう場合、よく「偶然とは思えない」とか「偶然であって偶然でない」とかと言ったりしますが、これは、もともとはたんなる偶然だったものが、しかし、その主観的意味があまりにも大きいために、あたかもそれがはじめから目的であったかのようにしか思われなくなってくる、ということです。ということは、ここで、一種の「偶然の必然化」が起こるのです。そのとき人は、その偶然を「運命」と呼ぶのだ、というわけです。

第3節　「偶然の必然化」——偶然を「運命」に変える実践

さて、以上に見たのは、いわば「運命」という観念が人間の意識の上に現われてくるプロセスの、論理的な分析です。これはこれでおもしろいものですが、しかしこれだけであれば、たんにある特殊で主観的な体験の分析にすぎません。何か主観的に大きな意味をもつ偶然が、あたかも定められた運命であるかのように感じられる場合がある、というだけのことです。けれども、九鬼さんの偶然論と「運命」論は、これだけで終わっているわけではありません。結論を先に言えば、ここからさらに進んで、いわば実践としての「運命」の概念が導かれることになります。つまり、偶然か運命か、という客観的な認識の問題ではなくて、偶然を運命に変えようとする人間の主体的な行為・実践にこそ、力点が置かれてくるのです。最後にその論理を見てみることにしましょう。

すべての偶然は目的的積極的偶然である

それを考えるにあたって、まず重要になるのは、実はすべての目的的偶然は、目的的積極的偶然である、という認識です。人間が経験する目的的偶然には、たしかに前節に見た三種類があるのですが、実は「反目的としての偶然」や「無目的としての偶然」においても、その裏面に、目的的積極的偶然が、いわば隠されている、ということです。

これは、考えてみれば当然のことです。というのは、「反目的としての偶然」というのは、「意図した目的が実現しなかった」という場合のことですが、これは当然、その裏面で、「意図しなかった結果が実現した」から、そう言えるのです。ボールがAさんに命中しなかった場合には、ボールは必ず別の人か何かに当たっているわけです。「無目的としての偶然」の場合でも、たまたまAさんにボールが当たったという「意図しなかった結果」が実現しています。要するに、反目的または無目的という消極面を強調するか、それとも意図しなかった結果が実現したという積極面を強調するかは、主観的な評価によることなのであって、何らかの「意図しなかった結果」そのものは、必ず、客観的に存在するわけです。

偶然を「運命」に変える

当たり前のことを言っているようですが、このことは、「偶然の必然化」という問題を考えるとき、非常に重要な意味をもっています。というのは、私たちが経験するすべての偶然において、何らかの「意図しなかった結果」、すなわち「目的なき目的」が必ず存在するということは、言い換えれば、私たちはそれを意識することによって、その偶然を、自分の意志で、「運命」に変えることができる、ということでもあるからです。

前節に見たのは、「目的なき目的」として経験される、主観的に大きな意味をもつ偶然が、後になって振り返ってみると、あたかもそれが、はじめから目的であったかのように思われてくる場合がある、ということでした。そのとき、その偶然は目的的必然であるように思われて、それが「運命」として体験されるのでした。しかし、たんにそういう特殊な偶然だけではなくて、実のところ、すべての偶然に「目的なき目的」があるのだとすれば、私たちは同じように、すべての偶然を「運命」に変えることができるはずなのです。問題は、いわば**隠された「目的なき目的」を発見しようとする人間の主体的な意志**です。現在の偶然を、たんなる反目的または無目的な消極的偶然（つまり、たんなる「失敗」や無意味な偶然）と考えるか、それとも何らかの積極的な「目的なき目的」の実現と考えるかは、ひとえに、主観的な評価と主体的な意志に依存するからです。

「運命」の主体的創造

これは、わかりやすく言えば、**失ったものよりも、新しく得られたものに目を向ける**、ということだと言ってもよいでしょう。たとえば、前回の終わりに見た、フランクルが挙げている一人の男性の例を、もう一度思い出してみましょう。この男性は、悪性腫瘍という「不幸な偶然」によって、広告デザイナーの仕事という、彼の生きる意味と目的を失ってしまいました。けれども彼は、その与えられた状況をむしろ活かして、それまでの多忙な生活のなかでは得られなかった読書や芸術鑑賞の体験に没頭したのでした。つまり、彼はここで、偶然によって失ったものよりも、むしろ新しく得られたもののほうに目を向けて、それを活かそうとしたのです。もしこの人が、それによって、これまでの生活では得られなかった新しい生の充実や意味を見出せたのなら、彼はそのとき、自分はこの体験を得るために悪性腫瘍を患ったのだ、と思えるかもしれません。つまり、このとき、悪性腫瘍という不幸な偶然は、目的的に必然化されて、意味を与えられるのです。しかし、そう思えるかどうかは、偶然によって新しく得られたものに目を向け、それを積極的に活かそうとするかどうかという、本人の主体的な意志と実践にかかっているわけです。

九鬼さんは、本当の意味での「運命」というものは、このような人間の主体的な意志と実践によって、そのつど、つくられていくものだ、と言います。まず、与えられた現在の状況を基礎として、未来に何らかの目的を立て、それを実現するために行為します。しかし、それが意図したとおりに実現するとはかぎりません。むしろ、何らかの意味と程度で、必ず「意図しなかった結果」が実現します。すると、今後はその意図しなかった結果を基礎として、また新たに目的を立てなおします。そして行為する。また意図しなかった結果が実現する。またそれを基礎にして目的を立て……。人間が生きるということは、この繰り返しであり、その結果として実現していくその人の人生が、本当の意味での「運命」なのだと、九鬼さんは言うのです。

人間の「運命」とは、因果的必然によってはじめから決定されているのではない。「神の意志」のようなものによって与えられるのでもない。それは、自分自身の主体的な意志と具体的な実践の繰り返しによって、そのつど、更新されつつ創造されていくものなのです。

遇《あ》うて空しく過ぐる勿《なか》れ

九鬼さんの『偶然性の問題』は、「『遇《あ》うて空しく過ぐる勿《なか》れ』という命令を自己に与える」という一文で締めくくられています。これは『浄土論《じょうど》』という仏教の経典にある「遇うて空しく過ぐる者無し」という言葉の、「無し」を「勿れ」に改めた、九鬼さんの造語です。「遇」は「偶」と同じで、偶然を意味します。ですから、「遇うて空しく過ぐる者無し」とは、無意味に過ぎ去る偶然はない、つまりすべての出来事には必ず意味がある、というほどの意味でしょう。これはキリスト教の摂理の考え方によく似ています。けれども九鬼さんは、この「無し」を「勿れ」という命令形に改めて、この命令を自分自身に与えなければならない、と言うのです。与えられた偶然を、無意味な偶然のままにやり過ごしてはならない。この命令を、たえず実践することによって、そのつど、その人の「運命」が実現されていくのです。逆に言えば、与えられた偶然を、たんなる無意味な偶然のままにやり過ごすか、それとも意味のある「運命」に変えることができるかは、ひとえに、この命令を実践しようとする人間の意志に委ねられている、ということでもあるのです。

まとめに代えて

以上、今回は九鬼周造の『偶然性の問題』を手がかりに、「偶然と運命」という哲学問題について見てきました。たしかに、これは抽象的な論理です。けれども、このように、いわば人間の生の構造を論理的に考えるということが、人間が自分自身の生き方を考え、時には生きる意志や力を与えてくれる場合があります。そのことを、最後に、一つの具体的な事例を挙げることで、示してみたいと思います。

次に引くのは、いわゆる「光市母子殺害事件」の被害者遺族である本村洋《もとむらひろし》さんの言葉です(2)。彼は事件のあと、「全国犯罪被害者の会」を設立するなどして、犯罪被害者の権利確立などを目的とする社会的な活動を展開してきました。その彼が、事件から七年ほどが経った頃に出演したテレビ番組のなかで、事件を振り返って言ったとされる言葉です。

ある方の本で、私の好きな言葉で、「人生とは偶然を必然にする過程である」という言葉がありました。ですから、私や私の家族に起きた事件は偶然かも知れない、でもその偶然をきっかけに一生懸命考えて、色んなことをすることで、いつか振り返ったときにですね、あの事件は必然だったんだと、あそこで、あの事件があったからこういうことが分かった、こういう新しい社会の問題が解決出来た、っていう風になればですね、けっして私は、私の身に起こった事件、そして私の妻と娘を奪った事件を無駄にしなかったんじゃないかと、思えるんですね。

もちろん、この発言の真意のほどを知ることはできません。けれども、ここにある「人生とは偶然を必然にする過程である」という考え方は、まさに九鬼周造が説いた「「遇うて空しく過ぐる勿れ」という命令を自己に与える」という生き方そのものであると言って、さしつかえないと思われます。つまり、自分の身に降りかかった偶然の出来事を、たとえそれがどれほど「不幸な偶然」であったとしても、たんなる無意味な偶然のままに「空しく過ぐる」のではなく、何らかの未来の目的を実現するための手段として捉えなおし、それに向かって目的的に行為する。いわば、与えられた偶然のなかに、自己が果たすべき「使命」のようなものを、主体的な意志によって発見するわけです。そしてその実践の結果として、与えられた偶然は目的的に必然化され、「いつか振り返ったときに」、それを「無駄にしなかったんじゃないかと思える」。つまり、「空しく過ぐる者無し」と言うことができる、ということです。「いつか振り返ったときに」そうであるということを、いわば未来を先駆けて、「予期」または「期

待」（第9回のコラム3参照）するわけです。この「期待」に基づいた実践の繰り返しによって、無意味

な偶然は、意味のある「運命」に変わる、ということなのです。

（1）トラベルビー『人間対人間の看護』長谷川浩・藤枝知子訳（医学書院、一九七四年）一五－一六頁（訳書中の「看護婦」を「看護師」に改訳しました）。

（2）「光市母子殺害事件」は、一九九九年四月十四日に、山口県光市で発生した犯罪事件で、当時十八歳の少年が本村さんの留守中に自宅に侵入し、彼の妻を殺害・強姦、生後十一ヶ月の娘を殺害したものです。なお、引用した本村さんの発言がなされたとされるテレビ番組（二〇〇六年六月二十日放送の『報道ステーション』）は、直接確認することができなかったため、さしあたり以下のインターネット記事によりました。http://blogs.yahoo.co.jp/bmb2mbf413/19132647.html。

第13回　障害の存在理由（？）
――「この子らを世の光に」という障害者教育思想

はじめに

今回は、前回の偶然性という問題をもう少し具体化して、いわゆる「障害」の問題を取り上げてみようと思います。障害についての科学的（医学的）な研究は、いまも日々、進歩を続けています。これは、ある障害が「**どのような**」ものであるかを知ろうとするものです。ある障害が、どのようなメカニズムで生じるのかを解明することによって、それをコントロール（治療）可能なものにしようとするわけです。しかし、「どのような」という問いと、「**なぜ**」という問いは違います。ある障害が「どのような」ものであるかが、どれほど明らかにされても、そもそも「なぜ」そんな障害がこの世に存在し、「なぜ」私が（「この」人が）その障害を負わなければならなかったのかという問いは残ります。ある障害に関して、それが「どのような」ものであるかを問うことを「障害の科学」と呼ぶとすれば、それと同時に、「なぜ」という問いを問う、いわば「障害の哲学」が必要なのです。

　前回も見たように、病気や障害には、偶然が大きく作用しています。事故などによる後天性の場合ももちろんですが、とりわけその偶然性が際立つのは、先天性の場合でしょう。よく偶然性はくじ引きにたとえられますが、先天性の障害者は、まさに、生まれてくるときに、たまたま障害というくじを引いてしまったようなものです。だからそこには、「なぜ私が」「なぜ私の子が」という問いが、必ずと言ってよいほど、つきまとうのです。

　日本における障害児（者）の教育・福祉は、戦後間もない頃、**糸賀《いとが》一雄《かずお》、池田太郎、田村一二《いちじ》**の三人によって、その礎《いしずえ》が築かれました。制度や設備、財源はおろか、研究や理論さえほとんどなかった時代に、ほとんど手探りではじめられた彼らの活動は、やがて「**この子らを世の光に**」という理念に結実していきます。「この子らに世の光を」ではなく、「この子らを世の光に」です。ここに、障害というものについての、彼らの独特な考え方が含まれています。今回は、この言葉に込められた彼ら（とくに糸賀一雄と田村一二）の「障害の哲学」に注目してみることで、障害という偶然に対して発せられる「なぜ」という問いの問い方を、考えてみたいと思います。

第1節　「教師」としての障害者――「近江学園」の経験

糸賀一雄と近江学園

糸賀一雄は一九一四年に生まれました。若い頃、戦争があって、誰もが多かれ少なかれ、生きるか死ぬかという瀬戸際に立たされていた時代に、彼も生と死の意味に悩み、十八歳のときにキリスト教（プロテスタント）の洗礼を受けました。その後、京都帝国大学（いまの京都大学）に進んで宗教哲学を勉強し、卒業後は滋賀県庁に務めました。そこに、戦後間もない頃のある日、池田太郎と田村一二が訪ねてきました。戦前から障害児の教育に携わっていた池田と田村は、糸賀に協力を頼みにきたのです。二人の説得に心を動かされた糸賀は、自分も障害児のための教育と福祉に進むことを決心しました。とはいえ、県や国の予算など出るはずもない時代です。そこで、地元の財界などを駆けずりまわって、ようやく設立に漕ぎ着けたのが「**近江学園**」という施設でした。一九四六年のことです。

しかし、この近江学園は、たんに障害児のためだけの施設ではありませんでした。というのは、当時は障害児だけでなく、戦争で家や家族を失った孤児たちも、街のなかに放り出されていたのです。「戦災孤児」と呼ばれたその子どもたちも、近江学園は引きとりました。知的障害児、身体障害児、そして戦災孤児が、いっしょくたになって近江学園に流れ込んできたのです。ところがこのことが、思いがけない結果をもたらしました。

戦災孤児たちに現われた変化

戦災孤児と聞くと、いまの私たちには、たんに家や親を失ったかわいそうな子どもたちという印象しかないかもしれませんが、彼らの存在は、当時の大きな社会問題の一つでした。というのは、彼らはいまで言うスラム街の子どもたちのようなもので、生きるためには何でもするわけです。スリ、恐喝、強盗などは当たり前でしたし、十歳前後で売春もします。ヤクザと関わりのある子も大勢いました。要するに、人並みの道徳心や行動規範が、まったく身についていない子どもたちだったわけです。

そういう、言ってみれば何をしでかすかわからない危険な子どもたちを、知的・身体的な障害児といっしょに生活させても大丈夫なのか。これは当然、近江学園でも賛否両論あったそうですが、悠長《ゆうちょう》に議論もしていられず、ほとんどなし崩し的に、戦災孤児たちも引きとることになったのです。

ところが、いざ蓋《ふた》をあけてみて、糸賀たちはおおいに驚いたといいます。最初はどうなることかと気が気でなかったのに、日を追うごとに、意外にも孤児たちが、障害児たちをかわいがりはじめたというのです。誰が強制したわけでもないのに、歩けない子をおぶってやったり、作業を手伝ってやったりしている光景が、頻繁に見られるようになりました。

それを象徴するような、ある遠足の日の出来事は、よほど印象に残ったのか、田村一二さんがしょっちゅう本のなかに書いています。当時、近江学園に、「寛《かん》ちゃん」という名前の肢体障害児がいました。遠足は何キロも歩きますから、さすがに寛ちゃんは無理だろうということで、田村さんは彼に留守番をさせることにしました。ところが、それを聞いた元・孤児たちは、血相を変えて田村さんのところに怒鳴り込んできたというのです。「先生はあいつ一人に寂しい思いをさせて平気なのか」と。そうは言っても、どうやって連れていくんだと聞くと、彼らは物置にあった壊れかけの荷車を自分たちで改造して、手づくりの車椅子のようにして、寛ちゃんを連れていったといいます。

遠足先では、他校の生徒が、近江学園の知的障害児を指差して、「アホがおるぞ」などと、はやし立てて笑いました。すると元・孤児たちが怒って、彼らに殴りかかりそうになりました。ヤクザ仕込みの彼らが、ふつうの子ども相手に本気で喧嘩をしたらたいへんなことになりますから、田村さんは慌てて止めたわけですが、同時に、いつのまに彼らはこんなに仲間思いになったのか、そもそもいつのまに障害児のことを仲間だと思うようになったのかと、感動を覚えずにはいられなかったということです。

障害児の教育力

つまり、彼ら戦災孤児たちは、明らかに、障害児たちとの関わり（たんなる表面的な関わりではなく、寝食や労働・作業などをともにする、具体的で密接な共同生活）によって、変化したのです。「教師」である糸賀さんや田村さんが、この荒《すさ》んだ子どもたちをどうすればよいのかと思い悩んでいたのに、障害児たちの存在が、彼らを変えたのです。このことについて、たとえば田村さんは、こう書いています。

かつては、掏摸《すり》、やくざの手先、インチキばくちの手下、刺青《いれずみ》などでどうなるかと心配させたこの子らが、ここまで育ってくれたということは、ほんとうにありがたいことである。しかし、これは一体誰のおかげであろうか。よくよく考えてみると、〔……〕知恵おくれの子どもたちと寛ちゃんがいなかったら、あのことはなかったので結局、この子どもたちと寛ちゃん——知能障害児と身体障害児のおかげで、環境障害児ともいえるあの子どもたちが人のつらさ、淋しさが考えられる、まともな子どもたちに立還《たちかえ》らせてもらったといえるのではないか。(1)

あるいは、こう言ってもよいでしょう。最初、糸賀さんたちは、「弱い」立場にある障害児たちを、どうやって戦災孤児たちから守ればよいのかと考えていたはずです。ところが、蓋をあけてみれば、障害児のほうが、むしろ孤児たちを変えた。障害をもった子どもたちは、一見、弱くて無力な存在に見えるけれども、実は、彼らに関わる周囲の人間を変えるような、いわば目に見えない「強い」力をもっているということに気づき、驚かされたわけです。言い換えれば、いわゆる障害児（者）教育において、真に教師であるのは、実は障害児（者）のほうで、いわゆる健常者のほうこそが、むしろ教育される存在であるのではないか。こういう一種の逆転の発想が、近江学園の実践と、その思いがけない成果から、次第に芽生えていったのです。

この子らを世の光に

このことに関して、糸賀さんは、近江学園が開設されて六年ほどが経った頃、あるところにこのように記しています。

生きた社会に対する適応性を培《つちか》うことができて、その心情が安定するときに、彼等〔障害児〕の働きはそのまま社会を向上させる力となるかも知れない。我々はまだこのことがどこまで意図的に実現されたかの実例を不幸にして多くを見ていない。しかしその可能性は少数の実例においても窺《うかが》うことができる。まことに精神薄弱児は、「神の栄光を現わさんがため」に存在しているのかも知れないのである。(2)

ここには、彼の考え方の変化、障害や障害者の存在についての見方の変化が、よく現われています。おそらく、彼が最初、障害児の教育に携わろうと決心したのは、よくも悪くも、慈善的な精神によるところが大きかったものと思われます。つまり、「この子らに世の光を」という考え方です。たまたま障害を負って生まれてきたせいで、不幸な目にあっている子どもたちを、社会が助けてやらねばならない、ということです。

ところが、逆に、障害者が健常者を、いわば教育的に変化させるような「力」を発揮する「実例」を目《ま》の当たりにして、むしろ障害者の存在こそが「社会を向上させる力」となるのではないか。つまり、彼ら障害者のほうこそが、むしろ「世の光」なのであって、その光で照らされるべきなのは、むしろ私たち健常者とその社会のほうなのではないか、という考え方に、次第に転換していったわけです。

別のところでは、もっとはっきりと、こう書かれています。「精神薄弱児の生まれてきた使命があるとすれば、それは「世の光」となることである」(3)。「この子供達の存在によって社会はその向うべきめあてを教えられる」[4]。とくに、当時は戦後復興のまっただなかで、経済的・物質的な復興と成長、そのための科学技術と科学教育の促進、といったことが、日本社会の中心的な目標になっていました。糸賀さんたちは、そういう合理主義的で競争主義的な社会の方向性（いまもそうですが）が、人間と人間社会にとって本当に大事な「心情の価値」というものを切り崩している、という批判的な考えをもっていました。ですから、よけいに、障害児たちこそがそれを人間と社会に教えてくれる存在なのだという考えを、強くもったという側面もあったものと思われます。

こうして、近江学園での、糸賀さんたち自身も思いがけなかった発見をきっかけとして、障害をもった人のほうこそが、むしろ人間と社会にとっての教師なのだという、逆説的な考え方が確立されていきました。「この子らを世の光に」という言葉には、このような考え方が込められていると言えます。

第2節　田村一二の「茗荷村」とその思想

糸賀一雄から田村一二へ

このような逆説的な考え方を、より強く推《お》し進めていったのが、田村一二であったと見ることができます。糸賀さんも、もちろん同じ考えではありましたが、どちらかと言うと糸賀さんには、まだ半分は「この子らに世の光を」という福祉主義的な発想、つまり「弱者」である障害者のための教育と福祉、といった考え方が残っていたように思われます。しかし田村さんの、とくに晩年の活動や思想を見ると、そういう側面がさらに抜け落ちて、「この子らを世の光に」という考え方が、いっそう徹底されていったように見受けられます。

これには、両者の個人的な性格や経験も影響しているように思われます。糸賀さんは、いかにもプロテスタントのクリスチャンという感じの、きわめて謹厳実直《きんげんじっちょく》で真面目な性格で、社会的な使命や責任のようなものを強く意識する人でした。もとは県庁の実務家でしたから、現実的な社会制度の改革や障害者の権利確立といった問題にも、意識が向きがちでした（こんにちの「発達保障」という概念は、糸賀が提唱したものです）。それに比べると、田村さんは典型的な芸術家肌の人で、直感や勘で動くようなところがありますし、堅苦しい理屈や小難しい理論を嫌いました。[(5)] そもそも彼は、糸賀さんのように、宗教的な使命感や社会的な責任感で障害児教育をはじめたわけでは、全然なかったのです。

このことは、実は重要な意味をもっています。というのは、彼がはじめから障害児教育を志したわけではなかったということは、言い換えれば、ほかならぬ彼自身が、障害児との関わりによって変えられたという、一種の被教育体験（教育された体験）を、強く自覚していたということでもあるからです。障害児のほうこそが、むしろ健常者にとっての教師であるということを、彼自身が身をもって体験していて、その体験が、彼の教育・福祉の思想と実践の核になっていると見ることができるのです。

田村の障害児体験

田村さんと障害児教育との出会いは、次のようなものでした。生活のために、なかば仕方なく小学校の教師をしていた頃のある日、校長先生が彼を呼び出して、「君、今日から特別学級を担任してくれないか」と依頼しました。当時の「特別学級」とは、田村さん自身の言葉で言えば、障害のせいで見棄てられた子どもたちの「はきだめ」のようなクラスでしたから、そんなクラスの担任など、教師たちも皆、嫌がったのです。ところが、田村さんは大喜びで引き受けました。なぜなら、彼は当時、「特別学級」とは何であるかさえ知らず、特別に成績優秀なクラスのことだろうと、勝手に勘違いをしたからです。

教室へ行き、はじめて「特別学級」とは何であるかを目の当たりにしたときの衝撃を、彼は次のように、小説形式で記しています。

そこで、清吉〔田村のこと〕の見たものは、猿の一群であった。事実、彼の最初の網膜にとびこんで来たものは、正《まさ》に猿の一群であった。それも健康な猿ではなく、みんな病気をしていた。それらが、円《まる》い机のまわりに、じっと蹲《うずくま》っていた。

そこからは、新しくはいって来た先生に対する、何等《なんら》の興味も感激も、どよめきも感じられなかった。ただ、澱《よど》んだどぶ水の様《よう》な沈滞《ちんたい》があるだけであった。〔……〕

清吉は、やや仔細《しさい》に子供達を眺めた。確かに、それは、猿ではなかった。しかし彼は大した違いはないと思った。頭が殆《ほとん》ど無い位《くらい》の小さいもの、穴が二つ開いているからそうだとわかる低い鼻、やぶにらみ、古い魚のような目、顔にうぶ毛の一杯に生えている顔、眉が直《す》ぐ頭髪につづいている様な顔、猿の様に突出た口、それらの殆どが、鼻の下に青いやつを、どろんとぶらさげているか、口から顎へかけて涎《よだれ》でべたべたただ。
この顔共《ども》が、〔……〕私の方を向いて、にやーと笑った。(6)

彼は、背筋がぞっとして、大急ぎで校長室に引き返し、自分にはあんなクラスは絶対に無理だと訴えました。が、結局、二年の辛抱だ、二年経ったら普通学級の担任に戻してやるから、という約束で、しぶしぶ、引き受けることになったのです。

その彼が、どういうわけか、その後、約束の二年が過ぎても、みずから望んで特別学級の担任を続け、さらには、小学校の授業時間だけでは物足りないと感じて、「石山学園」という障害児施設をつくり、障害児たちといっしょに生活をするにまで至りました。これがどうしてなのかは、よくわかりません。田村さん自身も、障害児たちの目に見えない豊かな心情に触れたとか、彼らの「絶対的な素直さ」に心を動かされたとか、いろいろな言い方はしていますが、結局「言葉ではうまく説明できない」と言っています。しかしともかくも、二年間の障害児たちとの交わりのなかで、彼自身が、劇的と言ってよいほど変化したのは、まちがいないようです。人間の見方と世界の見方が変わったのです。「初め、彼〔田村〕は連中を猿だと感じ、次に犬だと思い、最後にやっぱり人間だ、それも、思い上った俗物《ぞくぶつ》より上等の本物だと考える様になった(7)」と彼は書いています。「特別学級へ私は教えに行ったが、ほんとうは教えられに行ったのだ(8)」という、この体験が、彼の障害児教育の出発点となったのです。

「茗荷村」の思想

このような体験を核にもっていた田村さんは、糸賀さんよりもいっそう「この子らを世の光に」という考え方を強くもっていたように思われます。そして、その理念を結実させたのが、彼が一九八二年につくった「茗荷《みょうが》村」という一種の生活共同体です。これは滋賀県の廃村に、障害者と健常者とが移り住み、そこで農作業や養鶏、木工制作などを行ないながら、ほぼ自給自足の生活を営んでいるものです。

田村さんはこれを、「障害者のための施設」ではなく、「健常者のための学校」であると言っています。(9) 健常者たちが、ここで一定期間、障害児（者）たちと寝食や労働をともにすることによって、田村さん自身や近江学園の孤児たちが体験した世界観や価値観の変化を、いわば追体験してもらうこと。それが茗荷村の目的なのだということです。

そうすると、このように考えることができます。前節で見たように、かつて糸賀一雄は、近江学園での経験から、障害児（者）の存在は「社会を向上させる力」となるかもしれない、と言いました。しかし、糸賀さんは同時に、「我々はまだこのことがどこまで意図的に実現されたかの実例を不幸にして多くを見ていない」とも言っていました。つまり、糸賀さんの場合には、それはまだ、「少数の実例」においてて、思いがけず見られただけの、いわば「意図せざる結果」であったのです。前回に見た九鬼周造の偶然論の枠組みで言えば、まさに「目的なき目的」です。けれども田村さんは、それを「意図的に実現」しようとしたわけです。障害児（者）と関わる人々が、彼らから何かを学び、精神的に成長すること、それによって、彼ら障害児（者）の存在が「社会を向上させる力」となることを、障害児（者）教育・福祉の「目的」として立てたのです。ここに、彼の思想と実践の独自の意義があり、同時に、問題も含まれていると考えることができます。

第3節　糸賀・田村の教育思想の意義と問題

障害者の存在意義（？）

田村さんはある本のなかで、「障害者の存在意義」は何かと問われたことに対して、あえて答えるならば、という言い方ではありますが、次のように言っています。

私の書いた本の中に『ぜんざいには塩がいる』というのがあるが、これは社会をぜんざいの鍋に見立てると、ぜんざいをつくるのには砂糖がいる、しかし砂糖だけではほんとうにうまいぜんざいはできない。砂糖の逆の塩がいる。砂糖を健常者とすると、塩は障害者、塩はからいからだめだと鍋の外に放り出しては、ぜんざいはできない。塩を抱き込み溶かし込んだ時、このぜんざいは、つまり社会は本物の味になるという意味で、塩がぜんざいの味をうまくするように、障害者は、又《また》社会を本物の味にするためには欠くべからざる必要な存在であるということで、障害児・者の親御さんは、この世の中を本物の味にするために欠くことのできぬ大切な塩の預《あず》かり人である。又、先生は塩を砂糖にするのではなく、塩はあくまで塩として、砂、ほこり、わら屑《くず》、にがりなどをとって、いい塩にする仕立人のようなものである。
私はこのように障害児・者の存在意義を考えている(10)。

まさにこれまで見てきた「この子らを世の光に」という考え方が、実にわかりやすいたとえで述べられています。障害や病気を負った人間も、人間社会の全体を見れば、そのなかで何らかの独自で積極的な役割を担っている。その意味で、誰もが、社会あるいは世界が、全体としてその本来の姿であるために、必要な存在なのだ、というわけです。

田村さんはよく、「この世に用のないものはない」ということを言います。世界に存在しているものは、必ず何らかの目的や役割をもって存在しているのだ、ということです。これはちょうど、前回に見たキリスト教の「摂理」の考え方や、「遇うて空しく過ぐる者無し」（無意味に過ぎ去る偶然は存在しない）という仏教の考え方に近いと言えます。世界のなかのすべての存在と出来事、つまりすべての偶然には、必ず意味があるのです。だから、たまたまある障害を負って生まれてきた人には、その障害を負った者として生きて存在することに、独自の積極的な意味がある。そして、その意味を実現させることこそが、障害者教育の役割である、ということになるわけです。

田村思想の積極的意義

たしかに、このような田村さんの考え方には重要な意義があります。というのは、一般に障害者教育や医療は、少しでも障害者（病人）を健常者（健康人）に近づけ、健常者の社会に適応できるようになることを、目的としがちです。けれども、その場合、その背景では、健常・健康であることにのみ積極的な意味が見出され、その反面、障害や病気には、なるべく排除されるべきものという、負の価値しか見られていません。そうなると、結局、障害や病気そのものは無意味なものでしかなく、不運にもそれを負ってしまうことは、たんなる不幸、無意味な不幸でしかありえないことになってしまいます。

田村さんの思想は、いわば、そういう通常の健常・健康中心の見方を、ひっくり返すものです。健常・健康であることにだけ意味があるのではなくて、障害や病気にも、固有の積極的な意味があるのだ、というわけです。フランクルふうに言えば、ある障害を負って生まれてきた人には、その障害を負ったという、その人の固有性、実存性において、その人だけが実現できる固有の意味がある、ということになるでしょう。

残された問題

このように、「この子らを世の光に」という逆説的な思想は、「生きる意味」や「苦しみの意味」という問題を考えるうえで、大きな示唆を与えてくれるものです。しかしながら、同時に、なお大きな問題も残ります。それは、こういう問題です。

田村さんは、障害（者）は、「社会を本物の味にするために」「必要な」存在である、と言っています。「社会を本物の味にする」ということ、糸賀さんの言葉で言えば「社会を向上させる」ことが、障害（者）が存在することの「目的」であると言っているのです。これは、論理的に言えば、障害（者）は、その目的のための「手段」である、ということにもなります。なお、「**必要**」という日本語は、英語で言うとネセサリー（necessary）ですが、これは「**必然**」という意味でもあります。手段と目的の関係が「必然的」であるということは、その目的のためにはその手段が「必要」である、ということを意味するからです。つまり田村さんは、前回の九鬼周造の哲学の枠組みで言えば、ある人が、たまたま障害を負って生まれてきたという偶然性を、社会を向上させるという「目的」のための「手段」として位置づけることによって、目的的に必然化しているわけです。

偶然性は、目的的に必然化されることによって、はじめて意味をもちうる、ということは、前回見たとおりです。しかし、どうなのでしょうか。「あなたが障害を負って生まれてきたのは、社会を向上させるためだ」と言われて、その人は納得するでしょうか。第1節で見た「寛ちゃん」の事例をもう一度引きあいに出せば、彼が肢体障害を負ったのは、戦災孤児が精神的に成長するため、だったのでしょうか。そんな説明でよいのでしょうか。

ここには、さしあたり、次のような二つの問題が含まれているように思われます。

糸賀・田村思想の問題点

第一に、仮に糸賀さんや田村さんのように考えるとしても、それでもなお、「なぜ私が」「なぜ私の子が」という問いは、依然として残ります。なぜなら、この問いは、なぜ「この」私が、なぜ「この」子が、という**実存的な問い**だからです。しかし、彼らが言っているのは、障害（者）一般の存在理由です。ですから、仮に、障害（者）が「社会を向上させる力」になりえるとしても、それでもなお、なぜ「この」私、「この」子が、そんな役割を担わなければならないのか、という問いは残るのです。

第二に、そもそも〈手段と目的〉の関係で考えることそのものについての問題があります。というのは、ある存在や出来事が、何らかの目的のための手段として意味をもつことができる場合、その目的は、手段よりも、より高い価値をもつものでなければなりません。たとえば、戦争で息子を失った母親が、息子は国を守るために命を捧《ささ》げたのだと考えて、息子の死に意味を見出すような場合、目的である「国を守ること」が、その手段である「息子の死」よりも、より高い価値をもつと考えるからこそ、はじめてそれが可能なのです。そうすると、社会を向上させることだとか、周囲の人が精神的に成長することだとかが、ある人が障害を負って生まれてきたことの「目的」として、はたして十分なものであるのかどうか。これはかなり疑問であると言わざるをえません。

ハロルド・S・クシュナーの告発

以上のような問題を、厳しく指摘するものとして、ハロルド・S・クシュナーという人の『なぜ私だけが苦しむのか』という著作を挙げることができます。彼はユダヤ教のラビ（聖職者）ですが、息子が先天性の早老症（プロジェェリア）を負って生まれてきたことに対して、まさに「なぜこの子が」という問いを、彼が信じるユダヤ教の文脈のなかで、あらためて問わざるをえなくなりました。その彼が、著書のなかでこう言っています。

神が障害児をつくったのは、周囲の人間が同情の心や感謝の気持ちを学ぶためなのだ、などと言う人たちに私は怒りを覚えます。だれかの精神的な感性を深めるために、どうして神は人ひとりの人生をそんなにまでゆがめてしまわなければならないのですか。(11)

この告発は、みごとに糸賀・田村の盲点を突いていると言えるでしょう。彼ら、とくに田村さんは、まさに、障害児が存在するのは「周囲の人間が同情の心や感謝の気持ちを学ぶため」であり、「だれかの精神的な感性を深めるため」であると、はっきり言ってしまっていました。しかし、そういう考え方に対してクシュナーは、そんな馬鹿な考え方があるか、どうしてそんなつまらない「目的」のために、かけがえない一人の人間が途方もない苦しみを負わなければならないんだと、憤《いきどお》りをあらわにしているのです。この憤りは、まったく正当なものではないでしょうか。

では、その彼自身は、この「なぜ」という問いを、どのように受けとめたのか。次回と次々回では、これまで見てきたフランクル、九鬼、糸賀・田村らの思想や実践をふまえつつ、後半の授業のまとめとして、このクシュナーの著作を読んでみたいと思います。

（1）　田村一二『賢者モ来タリテ遊ブベシ――福祉の里　茗荷村への道』〈ＮＨＫブックス〉（日本放送出版協会、一九八四年）一三四頁。なお、糸賀さんや田村さんは、当時一般的だった「知恵おくれ」や「精神薄弱」といった言葉を使用しています。いまでは使わない（使ってはいけない）言葉ですが、ここではそのまま引用します。

（2）『糸賀一雄著作集Ⅱ』（理想社、一九八二年）三五四頁（未発表原稿）。

（3）同上、一四三頁（未発表原稿）。

（4）『糸賀一雄著作集Ⅰ』（理想社、一九八二年）三五八頁（『近江学園年報』第四号、一九五二年）。

（5）ただし、彼が理屈や理論を嫌ったのは、教育についての一つの明確な考え方に基づいてのことでした。たとえば彼は、教育の「科学的」な「実践記録」の取り方、つまり、ちょうどこんにちの看護記録と同じような【指導目標→指導方法→子どもの変化→指導の成果と評価】という記録の形式を拒否しています。なぜなら彼は、教育の科学化、つまり子どもの成長や発達に関して、「すべての子どもは、こういう発達段階をふむ」とか、「教師がこう指導すれば、子どもにはこういう変化が生じる」とかという「一般法則」や「一般理論」を立てることによって、子どもと教師の個別性と具体性が削《そ》ぎ落とされることに、抵抗を覚えたからです。実際、とくに知的障害児の場合、同じ指導をしても、子どもによって反応は全然違ったし、誰が指導するかという教師の個別性によっても、結果はまったくと言っていいほど異なったのです。そのため彼は、自分と子どもを固有名で登場させ、主観的印象も含めた具体的現実を、なるべくありのままに記述する、小説やエッセイの形式で教育実践を記録しました。この方法は、個別事例を抽象化・一般化せず、その具体性と個別性のままに受けとめようとする、こんにちの「臨床」の考え方に近いと言えます。

（6）田村一二『忘れられた子等』（教育図書、一九四二年）一二－一四頁。

（7）同上、六七－六八頁。

（8）田村前掲『賢者モ来タリテ遊ブベシ』、六二頁。

（9）同上、一四頁ほか。

（10）同上、一三六頁。

（11）H・S・クシュナー『なぜ私だけが苦しむのか――現代のヨブ記』斎藤武訳〈岩波現代文庫〉（岩波書店、二〇〇八年）三一－三二頁。

第14回 苦しみに意味はあるのか?
――H・S・クシュナー『なぜ私だけが苦しむのか』を読む(1)

第1節 これまでのまとめと残された問題

フランクル、九鬼、糸賀・田村

後半の授業では、いわゆる「スピリチュアル」な事柄、すなわち「生きる意味」という問題をめぐって、ヴィクトール・フランクルのロゴ・セラピー、九鬼周造の偶然論と「運命」論、糸賀一雄と田村一二の障害者教育思想を見てきました。ここでもう一度、それぞれの要点を振り返ってみましょう。

フランクルは、いま現在の苦しみを耐え抜くためには、「何のために」という未来の「目的」を意識することが大事だ、と言いました。そのつどの現在、「いま・ここ」という与えられた具体的な状況のなかで、自分が何のために、何をなすべきなのかを考え、その課せられた責任をそのつど果たしていくことによって、結果として、その人の「生きる意味」は実現していくのだ、というわけです。フランクルの言う意味実現の方法は、必ずしもそれだけではありませんでしたが、彼がとくにこの点を重視していることはたしかです。

九鬼周造の「運命」の考え方も、フランクルとよく似ていました。九鬼さんは、世界のなかで起こる出来事は、根本的には偶然だと言います。だから人間は、つねに、何か思いがけない偶然に出会います。その与えられた偶然を出発点にして、未来に何らかの目的を立てる。そしてそれを実現するために行為する。しかし、それは意図したとおりには実現しない。つまり、また思いがけない偶然が与えられる。そしてまたその偶然を基礎に目的を立てなおし……。人間が生きるということは、この繰り返しであり、それによって、そのつど更新されつつ創造されていくのが、その人の「運命」である。このように九鬼さんは言うわけです。フランクルは、「生きる意味」というものは実存的なものだから、そのつどの具体的な状況によって刻々に変化するものだと言いましたが、九鬼さんはそのことを、「偶然性」という観点から、よりいっそう論理的に明らかにしたとも言えるでしょう。

糸賀一雄や田村一二の「この子らを世の光に」という教育思想にも、障害という偶然性の存在理由をめぐる問いが含まれていました。彼らは、障害（者）の存在は「社会を向上させる力」になる、という側面に注目しました。障害児（者）の存在は、彼らに接する周囲の人々の価値観や世界観を変容させ、道徳的な向上や精神的な成長を促す力をもっている。だから、そういう彼らの存在こそが「世の光」なのだ、と彼らは考えたわけです。つまり、たまたま障害を負って生まれてきたという偶然性は、一見、たんなる無意味な偶然であり、無意味な苦しみのように見えるけれども、実はそこには、人間と人間社会を本来あるべき姿へと成長させていくという、いわば目に見えない目的が含まれている。障害とは、実はそういう目的をもって世界に存在しているものなのであって、けっしてたんなる無意味な偶然ではないのだ、と彼らは説いたわけです。

「偶然の必然化」をめぐって

こう見てみると、これらの思想や実践のいずれもが、九鬼さんの哲学で言う「**偶然の必然化**」を問題にしていることがわかります。つまり、偶然の出来事や、それにともなう苦しみを、何らかの未来の目的のための手段として捉えなおすことによって、それを意味のあるものに変えようとする発想です。フランクルが強調したように、人間にとって何よりも苦しい、耐えがたい苦しみは、意味のない苦しみです。「なぜ私が」「なぜこんなことに」という問いを抱え、その答えがわからないままに苦しむことが、いわば、さまざまな身体的・心理的な苦しみを苦しみたらしめている、精神的（スピリチュアル）な苦しみなのです。したがって、その耐えられない苦しみを、耐えられる苦しみに変えるためには、「**苦しみの意味**」というものを見出さなければならない。トラベルビーが強調したように、患者の精神的な援助には、患者がこの「苦しみの意味」を（自分なりに）見出すための援助がなければならない。そのように、私たちもここまで考えてきたわけです。

ところが、『なぜ私だけが苦しむのか』という本を書いたハロルド・S・クシュナーは、このような考え方を、真っ向から否定しているように見受けられます。つまり彼は、偶然を必然に変え、それによって「苦しみには意味がある」と考えようとすることを、拒否しているのです。これはどうしてなのでしょうか。ここには、これまでの私たちの考え方からこぼれ落ちていた、もう一つ何か大事なことが含まれていそうです。

神義論という問題

そこで、今回と次回とでは、後半の授業の締めくくりとして、このクシュナーの本を、少し丁寧に読んでみたいと思います。まずは簡単な紹介をしておきましょう。

クシュナーはユダヤ教のラビ（聖職者）です。ユダヤ教はキリスト教と同じ「正義と愛」の神を信じる宗教ですから、当然、基本的な世界観として、世界は神の愛に満たされ、神の正義にかなっている、と信じます。つまり、いわゆる「摂理」（第12回の第1節参照）を信じるのです。クシュナーも若い頃は、ラビという立場から、すべては神様からの善き贈り物だ、人生に無意味なことは一つもないのだと、人々に説いてきました。

けれども、その彼の息子が、早老症（プロジェリア）という先天性の障害を負って生まれてきたことをきっかけにして、彼はその信仰に根本的な疑問を抱かざるをえなくなりました[1]。なぜ神は、何の罪もないこの子に、こんな障害を負わせたのか。私はもちろん完全な人間ではないが、正しく生きようと懸命に努力してきた。世の中には、私よりもずっといいかげんに生きている人間も大勢いる。それなのに、なぜ彼らが健康な家族に恵まれて、私の息子がこうでなければならないんだ。そこにどんな道理があるというのだ。それに、もし私に何か落ち度があったというのなら、私自身がその責めを負えばよいではないか。それなのに、なぜ何の罪もないこの子が、こんな苦しみを負わされなければならないのか……。このような問いが、彼の心にわき起こってきたのです。

ユダヤ-キリスト教、またはヨーロッパの哲学の伝統のなかでは、この種の問いは、比較的よく知られたものです。これは「神義論《しんぎ》」（神の正義について）と呼ばれるものです。簡単に言えば、もし神が、愛と正義の神であり、その愛と正義の神が世界をつくったのであるなら、なぜその世界に、悪や不正、苦しみや痛みが存在するのか、という問いです。

そう言うと、これはあくまでもそういう「神」を信じるユダヤ教やキリスト教だけの特殊な問題であるように思われるかもしれませんが、必ずしもそうではありません。むしろこの問いは、「苦しみの存在理由」や「苦しみの意味」をめぐる普遍的な哲学問題、まさに「なぜ」という問いにどう答えるかという、実存的な問題なのです。少なくともクシュナーは、そういう問いとしてこの問題を問うています。この本の序文に彼はこう書いています。

これは、神や神学についての抽象的な本ではありません。もったいぶったことばや知的な言いまわしで問題をすり替えて、私たちにふりかかる苦しみは、ほんとうは苦しみではなく、当人がそう思い込んでいるにすぎない、などと言いくるめようとする本でもありません。

これはきわめて個人的な書物です。神と世界の善を信じ、人びとにもそのことを信じてもらいたいと人生のほとんどを捧げ、それなのに個人的な不幸にみまわれ、神や神のなさることについて教えられてきたすべてのことを根底から考え直さねばならなくなった、そのような者によって書かれた、きわめて個人的な書物なのです(2)。

つまり彼は、「なぜ」という問いに対して、伝統的な宗教の立場が示してきた「答え」を、そのままでは信じられなくなったのです。この授業の文脈で言えば、「なぜ」という問いに対して「答える」立場、あるいはその答えを「信じる」立場である宗教の立場から、むしろそれを疑いつつ「問う」立場、「考える」立場である哲学の立場に、いわば一歩引き下がらざるをえなくなったわけです（第7回の第1節参照）。この本が、ユダヤ教やキリスト教の枠を超えて世界中で翻訳され、ホスピスなどで働く医療関係者たちにも広く読まれている理由も、そこにあると言えるでしょう。そしてもちろん、いま私たちが、この本から学ぶことができる理由もまた、そこにあるのです。

第2節　「なぜ」という問いに対する宗教的な「答え」

神義論の「答え」とその問題

この本の第1章では、「なぜ」という問いに対する、いくつかの典型的な「答え」が、豊富な実例とともに示されています。基本的にユダヤ－キリスト教的な立場からの「答え」ですので、「神」や「信仰」といった言葉が頻繁に出てきて、一見とっつきにくく感じるかもしれません。しかし、実際に読んでみると、自分もつらい目にあっている人に対して、こういう言葉をかけたことがある、あるいはかけられたことがある、というふうに、思い当たるふしが少なからずあるはずです。

クシュナーは、これらの「答え」が、たしかに苦しみや悲しみのさなかにある人に、慰めや希望を与えることができる場合があることは認めつつ、しかし同時に、そこに含まれている問題をも指摘しています。この授業でも、伝統的な宗教の立場からの「答え」が、なぜ答えでありえてきたのか、つまりその答えを信じることによって、どのような生き方や死に方が可能になるのかを考えておくことの重要性を指摘しました（第7回の第1節参照）。この本は、ちょうどそれを考えるためにも、よい材料になるでしょう。

そこで今回は、まずはこの部分に注目してみたいと思います。以下、第1章の項目の順に見ていきますので、各々の「答え」の、いわば長所と短所、つまり、なぜその答えが、あるときは苦しむ人の助けになりえ、またあるときにはそうではないのか、という点に注意しながら、読み進めてみましょう。

(1) 犯した罪のふさわしい報いか？

まず一つ目に挙げられているのは、これです。「いつの時代でも、私たちは苦痛の意味を理解するひとつの方法として、人はその身にふさわしいものを受ける、不幸はその人の犯した罪の報いである、と考えてきました」。日本にも、「因果応報《いんがおうほう》」という観念や、「罰《ばち》が当たる」という言い方があります。第6回に見たデイヴィッド・ヒュームが言ったように、人間にはどうやら世界のなかで起こる出来事を〈原因〉と〈結果〉の関係で理解しようとする、一種の「思考の癖」のようなものがあるようですから、これはいつの時代、どこの文化にも存在する、最も普遍的で原始的な「苦しみの意味」の理解の仕方なのでしょう。

クシュナーは、この考え方にはそれなりの説得力がある、と言います。「そう信じることによって、私たちは、ある程度安心して、この世界のなかを生きることができるのです。言い換えれば、そう信じることによって、世界は秩序を保ち、理解可能なものとなる」からです。実際、たとえば道徳的にひどいことを繰り返してきた人間が、何か悲惨な目にあったとき、「当然の報いだ」と考える人は、少なくはないでしょう。これは、道徳的な悪には、それに見合う当然の報いがある（はずだ）と、信じているからです。そう信じることによって、悪やそれによってもたらされる苦痛も、多少は耐えられるものになるのです。自分自身に不幸が生じたときでも、自分はいままでいろいろ悪いことをしてきたのだから、これも当然の報いだ、というふうに、それを納得して受け容れる人もいるでしょう。

看護教育のなかでは、患者やその家族がこういう考え方をする場合が多いから気をつけなさいということが、よく言われます。こんなひどい目にあったのは自分の責任だと考えて、さらに自分を精神的に追いつめてしまう場合があるからです。けれども、これは必ずしも、絶対にこういう考え方をしてはいけない、ということではありません。本人が納得して受け容れられるなら、どうしてもそれを他人が否定しなければならない理由はないでしょう。それにこの考え方は、後の（4）のように、与えられた苦しみの体験から、教育的な意味を引き出すことを可能にしてくれる場合もあります。日頃の行ないが悪かったから、こんな目にあったのだと考えて、これからの生き方を改めようとするきっかけになるのであれば、その苦しみの体験は、その人にとって積極的な意味をもつものになるはずです。

しかし、やはりこの考え方は、「なぜ」という問いのさなかで苦しんでいる人を慰めたり励ましたりしようとする場合には、不適切な場合が多いこともたしかです。先にも言ったように、この考え方は「人に自分自身を責めるように教え」、「根拠のない罪意識を与えてしまう」ことが多いからです。加えて、この考え方の何よりの問題点は、「それが事実に反しているということ」です。残念ながら現実は、「因果応報」にはできていません。むしろ、悪い奴が栄えて、いい人間が苦しむ場合のほうが多いとさえ言えます。つまり、「因果応報」とは、そうであってほしいという願望なのです。事実が願望とずれているからこそ、「なぜ私が」「なぜこの子が」という問いが現われてくるのですから、この考え方が、その問いを抱えて苦しむ人を支える力をもちえないことは、明らかと言ってよいでしょう。

(2)　時間がたてば明らかになるのか？

この二つ目の考え方は、いわば（1）の延長です。いま現在だけを見れば、人生は不公平なものに見えるし、罪のない人がいわれのない苦しみを受けているように見えるけれども、「長い目で見れば」、やはり善人にはその善い行ないにふさわしい報いがあり、悪人はその邪悪さによってみずからを滅ぼすのだ。そういうふうに、いわば、すべての人の人生は、最終的には、ちゃんと「帳尻が合う」ようにできている、という考え方です。

これも、私たちが多かれ少なかれ、不幸や不運を納得して受け容れるときに、よくすることがある考え方です。終末期の患者のなかにも、「人生はちょうどプラスとマイナスが釣り合うようにできている」とか、「いままでたくさんの幸せを味わってきたのだから、これくらいでちょうどうまく帳尻が合うだろう」とかというふうに考えて、その痛みや苦しみを受け容れている人も、少なくないでしょう。それも一つの納得の仕方です。

けれども、やはりこの考え方にも、（1）と同じ問題が含まれていることは明らかです。つまり、これも結局は「そうであってほしい」という願望にすぎませんし、現実にそうであるとは、とうてい思えないからこそ、「なぜ」と人は問うのです。

（3）はかり知れない理由があるのか？

さて、次の（3）と（4）は、私たちもこれまで注目してきた「摂理」的な考え方、つまり、人生に無意味なことは何もない、必ず何か（積極的な）意味があるはずだ、という考え方です。これは人が不幸や苦しみに「意味を見出す」ことによって、それを受け容れようとする場合に、非常に強い力をもつ考え方です。「不幸にみまわれた人は往々にして、神の意志によってこういう結果になったのであり、神の意志は自分たちのはかり知るところではない、と考えて自分を納得させようとします」とクシュナーは言います。この苦しみには何か意味があるはずだと、いわば自分に言い聞かせようとするのです。

クシュナーは、多発性硬化症を患ったヘレンという女性の例を挙げています。「どうして、この私にこんなことが起こらなければならないの？」と泣き崩れる彼女を、夫はこう言って慰めようとしました。「そんなことを言うもんじゃないよ。これにはきっと神さまのお考えがあるんだ。〔……〕もし神さまが治そうと思われるなら治るだろうし、そうでなければ、そこにはきっとなにか目的があるんだから」。そして彼女自身も、「自分には理解できないけれど、**この苦しみにはなにか目的があるのだという考え方**」によって、何とか自分の身に起こったことを納得して受け容れようとしたといいます。

たしかに、このような信念や信仰をもつことができれば、人は苦しみを受け容れられそうにも思われます。そして現に、それができる人も大勢います。ここは重要なところですので、少しクシュナーを離れて、**第12回**に見た九鬼周造の哲学を思い出しながら、あらためて考えておきましょう。

私たちも、自分の人生を振り返ってみると、不運や失敗に直面したそのときには、たんなる苦しみや悲しみでしかなく、どうしてこんなことになってしまったんだと落ち込んでいたことでも、後になって振り返ってみると、それがあったからこそ、こういういいこともあったとか、あの失敗があったからこそ、自分は成長できたとか、そういうふうに思える出来事は、けっして少なくはないはずです。たとえば、大学受験に失敗して、そのときはすっかり落ち込んで、仕方なく、嫌々、浪人して予備校に通ったけれども、そこで思いがけず、自分の人生を変えるような先生や友人や恋人との出会いがあった、というような場合です。

そうすると、そういうふうに、不幸や不運に直面したそのとき、つまり「現在」の時点では、たんなる無意味で無目的な苦しみや悲しみでしかなかったことでも、後になって振り返ってみると、実はその不運な出来事のおかげで実現された善や幸福があったのだ、ということがわかる。つまり、実はその不運な出来事は、それのおかげで実現された善や幸福のための「手段」になっていたのだ、ということがわかるわけです。ということは、いま現在、苦しみや悲しみに直面していて、どうしてこんなことになってしまったのかと嘆いている出来事も、やはり時が経って、後になって振り返ってみれば、この出来事のおかげでこういうよいことが実現されたのだというふうに、思えるときがくるかもしれない。そういう「**期待**」をもつことができるわけです。ですから九鬼さんは、後になってそう思えるように、そのつどの現在を生きるべきだ、ということを、「遇《あ》うて空しく過ぐる勿《なか》れ」（そのつどの偶然の出来事を、無意味にやり過してはならない）という言葉で表現していたのでした。

ヘレンという女性が自分を納得させようとした「自分には理解できないけれど、この苦しみにはなにか目的があるのだという考え方」というのは、これとよく似ていると言えるでしょう。いまはわからないけれども、この苦しみのおかげで、未来に何か善いことが実現されるはずだと考えることで、彼女はその苦しみを受け容れようとしたのです。

けれども、この考え方によって、彼女はむしろ、よりいっそう苦しんだとクシュナーは言います。なぜなら、彼女はそう考えようとすればするほど、「なぜ私が」という苦しみを表出して、いまの状況を嘆くことができなくなってしまったからです。右に見たように、彼女を慰めようとした夫も、「なぜ私が」と問う彼女に対して、「そんなことを言うもんじゃないよ」と諭《さと》していました。この言葉は、この苦しみにはきっと何か目的があるのだから、それを嘆いたり悲しんだりすることはまちがっている、と彼女には聞こえたのです。やがて彼女は、たとえどんなすばらしい目的があるのだとしても、そのために私がこんな苦しみを負わねばならないなんて、とうてい受け容れられない、と言ったといいます。

(4) なにかを教えようとしているのか？

(3) のように、苦しみに何らかの意味や目的を見出そうとする場合、とくに「教育的」な意味や、いわゆる「教訓」を見出そうとする場合が多くあります。他愛ない例で言えば、不摂生な生活を続けていて体調を崩したような場合に、「これはもう少しふだんから健康に気をつけなさいという意味なのかな」というふうな意味づけをして受けとめたり、寝る間も惜しんで働き続けていた人が体を壊した場合に、「あまり自分を追いつめないで、たまにはゆっくり休めという意味だよ」というふうに諭したりすることは、私たちの日常にもよくあることです。このような、比較的軽い程度の不幸や苦しみであれば、そこに教育的な意味を見出して受けとめることも比較的容易でしょうし、それはその人の成長や人間形成、価値観の変容などを促す積極的な意味をもつこともまちがいありません。

けれども、そんな意味づけではとうてい納得できない不幸が、世の中にはいくらでもあります。たとえば、クシュナーは言います。「親がちょっと目を離したすきに、窓から落ちたりプールで溺れて死んだ子供たちの話を聞いたことがあるでしょう。どうして神は、罪もない子供にそのようなことが起こるのを許しているのでしょうか？　子供に知らない場所を探検するときの心構えを教えている、などということはありえません。なぜなら、教え終わったときには、子供は死んでしまっているのですから。それでは、親やベビーシッターにもっと注意深くありなさいと教えているのでしょうか？　子供のいのちと引換えにするには、あまりにも取るに足りない教訓です。あるいは、もっと人の痛みのわかる同情心に富んだ人間になって生命や健康ということに感謝する生き方をせよ、という戒めなのでしょうか？　また、安全性のより良い基準を考え、将来の何百といういのちを救うために立ち上がらせようとしているのでしょうか。そうだとしても、やはり犠牲の代償が高すぎますし、そんな理由づけは、人の生命の価値をあまりにも無視しすぎています」。

ここでも私たちは、たとえば第12回の終わりに見た本村洋さんの言葉を思い出さずにはおれないでしょう。残酷な少年犯罪によって妻と娘の命を奪われた彼は、「この事件をきっかけに、こういう新しいことがわかった、こういう社会の問題が解決された、というふうになれば、けっして私は、妻と娘の死を無駄にはしなかったと思える」と言っていました。そして現に、この事件をきっかけにした彼の活動によって、被害者とその遺族の権利が見なおされたり、少年法が改正されたりして、いくつかの「社会の問題が解決された」のです。しかし、クシュナーであれば、こう言うでしょう。この事件が起こったおかげで、そういう社会の問題が解決されたのだ、などという考え方は、彼の妻と娘の生命の価値を、あるいは彼が負った痛みと苦しみの重さを、あまりにも無視しすぎている、と。

別の例を考えてみましょう。障害児（者）の存在こそが実は「世の光」なのだと説いた糸賀一雄は、その実例として、「親の育ち」の例を挙げています。障害児をもった親が、さまざまな苦悩を経ながらも、やがて「なんらかの光明《こうみょう》（苦しい状況のなかでの明るい見通し）をつかみ、不幸な子どもをもったためにさらに深く人間の尊さを知」ったという体験です。たとえば、重度の心身障害を負った子を授かったある母親は、最初はまさに「なぜ私の子が」と苦悩し、その重荷に耐えかねて何度も心中《しんじゅう》（いっしょに自殺すること）を考えたといいます。しかし、やがてそれを乗り越えた彼女は、「私はこういう子をもったことを、このごろになって初めて感謝することができるようになりました」、「もしあの子がいなかったら、私はじつに平々凡々な生活を過ごしていたにちがいありません。あの子がいてくれて、いま、なにか私自身がちがった目で、しかも深く、世の中をみるようになりました」と打ち明けるようになったというのです。たしかに、こういう事例はいまもけっして少なくはありません。

これに関して糸賀さんは、「この母親もきっと、朝も晩も感謝でばかりはおれないとしても」と慎重に断りながらではありますが、これもやはり、障害児の存在が「世の光」となって、この母親に、深い人間の尊さを知り、それに深く感謝するという「新しい世界」が開かれてきたのだ、と言っています。(3)田村一二さんであれば、これこそがまさに障害児の「存在意義」であり、彼らはそれを人間に教えるために生まれてきたのだ、と言いたいところでしょう。(4)しかし、クシュナーは言っています。「未熟児や障害児を出産する女性の場合だと、それは彼女らの心を広く深いものにし、同情の心と違った種類の愛を教えるための神の計画の一部なのだ、とでも言うのでしょうか」。彼に言わせれば、そんな説明はしょせん、「あれこれとことばや考えを費やして悪を善、痛みを恩恵《おんけい》と言い換えることでしかない」のです。言い換えれば、この種の説明は実のところ、世界は善いものだ、人生は善いものなのだと思い込みたいがためのものにすぎないのであって、現実に苦しみや悲しみのさなかにある人の慰めにも支えにもなりはしない、ということなのです。

（5）信仰の強さを試しているのか？

（4）のような考え方は、「苦難とは「**試練**」である」という考え方にもつながります。試練とは、それを乗り越えることによって、よりいっそう成長したり、強くなったり、新たな生き方を獲得したりするためのものです。苦しみや不幸は、そのためにこそ与えられたものなのだ、と考えるわけです。これは、苦しみに意味を見出し、それを積極的に引き受けようとする際の、最も典型的な態度と言ってもよいものです。

「神様は、乗り越えられない試練は与えない」という言葉を聞いたことがないでしょうか。別に「宗教」や「神」を信じているわけではない人でも、このような考え方によって、与えられた苦難をむしろ積極的に引き受け、それを乗り越えようとする人は大勢います。たとえば、二〇一三年に行なわれた、東京オリンピック・パラリンピックの招致のためのプレゼンテーションで話題になった佐藤真海《まみ》さんの例が思い出されます。若い頃から活発で、陸上や水泳などのスポーツが生き甲斐だった彼女は、二十歳のときに骨肉腫を患い、右足膝下を切断せざるをえなくなりました。もう陸上も水泳もできないのかと絶望し、悲嘆に暮れていた彼女に、お母さんがかけてくれたのが、この言葉でした。これをきっかけに、彼女は、「大事なことは、いま私に何ができるかであって、私が何を失ったかではないのだ」と考えられるようになり、前向きな生き方ができるようになったといいます。

たしかに、この考え方は、勇気や希望、苦しみを耐え抜き乗り越えようとする意志や力を与えてくれる場合が多くあります。けれども、やはり残念ながら、世の中には「乗り越えられない試練」に押しつぶされてしまう人も大勢いるのが現実であるということを、忘れるわけにはいきません。クシュナーもこう言っています。「私は、耐えられない悲しみに押しつぶされてしまった人を見てきました。子供が死んだあとで両親が、その子が死んだのはそれぞれ相手の不注意、相手の遺伝的疾患のせいだと責めあったために、あるいはただただ想い出がつらすぎるために、離婚していったケースを見てきました。苦しみを通して徳を高め、細やかな心を養った人も見ましたが、人生にあいそをつかし恨みがましくなっていった人を、もっと多く見ました」。

だとすれば、耐えられないほどの重荷に苦しんでいる人に対して、「あなたはきっと耐えられる」「あなたならきっと乗り越えられる」と言うことは、いっそうその人を追いつめることになってしまうでしょう。クシュナーはこんな例を挙げています。息子を障害で失い、悲嘆に暮れている母親に、ある聖職者がこう語りかけました。「大丈夫、あなたはきっと立ち直れます。神は耐え切れないほど大きな苦しみを与えるようなことはなさいませんから。あなたがこの苦しみを乗り越えられる強い人であることを、神さまはご存知なのです」。ところが、この言葉を聞いた母親は、こう言ったといいます。「私がもっと弱く、こんな苦しみに耐えられない人間であったら、息子は死なずにすんだというのですか」。

(6) より良い世界への解放なのか？

最後にもう一つ、「苦難というのは、この苦しみに満ちた世界から私たちを解放し、より良い世界に連れていってくれるものなのだ」という考え方があります。これはとくに、死についての考え方です。死は、苦しみからの解放だ、と考えるのです。

「死後の世界」を信じることの意味については、この授業でもしばしば触れてきました。第9回に見た村田久行さんのケア理論の言葉で言えば、「死を超えた未来」を約束することです。死後の世界というものがあって、人は死んだらそこで幸せに暮らすのだとか、そこで死んだ家族と再会できるのだとかというふうに信じることは、たしかに最も典型的な「死を超えた未来」の約束です。そう信じることによって、人は自己の死や親しい人の死を受け容れやすくなることは、言うまでもありません。

けれども、この考え方は、一歩まちがえれば、次のようなことにもなりかねません。クシュナーはこんな事例を挙げています。マイケルという五歳の少年が、遊んでいるときに道に飛び出し、車にひかれて死んでしまいました。その子の葬儀のなかで、聖職者がこう語ったというのです。「今は悲しんだり涙を流したりする時ではありません。今は喜びの時なのです。なぜなら、マイケルは、汚れのない魂のままでこの罪と苦しみの世界から天に召されたのですから。今、彼は、苦しみも嘆きもない、幸せな場所にいるのです」。

いったいどこの親が、昨日まで元気に遊んでいた幼い息子の突然の死を「喜ぶ」ことができるというのでしょうか。マイケルの両親は、ただでさえ、突然の不幸な出来事に遭遇し、どうしてこんなことにと絶望しているそのときに、息子の死を嘆いたり悲しんだりするのはまちがっている、と諭されてしまったわけです。

ひどいことを言う奴がいるものだ、と思うでしょうか。しかし、考えてみれば私たちも、「いま頃は天国で幸せに暮らしているだろうから」とか、「やっと苦しい人生が終わって、ほっとしているだろう」とかという言葉を、しばしば口にしたり耳にしたりします。つまり、このとき私たちは、この出来事はそこまで悲しむべきことではないのだ、と諭しているのです。たしかに、それが慰めになる場合も少なくはありません。けれども、それが「だからもう悲しむのはやめなさい」という抑圧的な意味になってしまいかねないということにも、注意しておかねばなりません。

まとめに代えて

以上、今回は『なぜ私だけが苦しむのか』の第1章を中心に、「なぜ」という問いに対する、いくつかの「答え」を見てきました。どの考え方にも、いわば長所と短所があるということが、あらためてよくわかると思います。ですから、時と場合と人に応じた、適切な考え方を探っていくことが重要であることは、言うまでもありません。

しかし、クシュナー自身が強調しているのは、短所のほうです。これらの「答え」は、どれも、苦しみや悲しみのさなかで「なぜ」と問う人を助けることはできない。その意味で、これらはすべて「まちがっている」と、彼は断言するのです。

では、どこがどう、まちがっているのでしょうか。彼は、これらの「答え」には「共通の誤り」があると言います。それは何でしょうか。次回、その点について見ていく前に、もう一度今回の内容を振返って、皆さん自身で考えてみてください。

(1) プロジェリアとは、先天性の遺伝子異常によって全身の老化が異常に進行する疾患で、平均寿命は十数年と言われています。クシュナーの息子のアーロン君は、十四歳で亡くなりました。

(2) H・S・クシュナー『なぜ私だけが苦しむのか——現代のヨブ記』斎藤武訳〈岩波現代文庫〉(岩波書店、二〇〇八年) xvii頁。以下、今回と次回とでは、本書の引用・参照頁の表記を省略します。

(3) 『糸賀一雄著作集Ⅱ』(理想社、一九八二年) 一四六頁以下 (未発表原稿)。

(4) 田村さんは、最初に特別学級を担任するようになった頃に「低能天使」というタイトルの小説を書いたそうですが、そこには「神」が「天使」たちに、「お前たち、ごくろうだが、また低能児(知的障害児)に姿をかえて地上に降りてくれ。そこで、人にいじめられたり、笑われたりしながら、その人々の中に、一人でも、二人でも、心が育ってくれて、お前たちを、温かい目で見てくれる人が増えることを願って、引き続き、お前たちに地上の人のための教科書、教材の役をやってもらわねばならん」と語る姿が描かれていました(田村一二『賢者モ来タリテ遊ブベシ——福祉の里 茗荷村への道』〈NHKブックス〉日本放送出版協会、一九八四年、七四頁以下)。ここからも、田村さんが障害者を健常者にとっての「教師」として捉え、その役割こそ、障害(者)の「存在意義」であると考えていたことがうかがわれます。

第15回　苦しむ人を助けるもの
——H・S・クシュナー『なぜ私だけが苦しむのか』を読む（2）

第1節　悲痛の叫び声としての「なぜ」

宗教の「答え」に含まれる共通の誤り

前回は、人が不幸な偶然に遭遇した際に発する「なぜ」という問いに対して、伝統的な宗教（この場合は、とくにユダヤ－キリスト教ですが）の立場から、どのような「答え」が与えられてきたのかという点に、とくに注目して見てみました。そして、たしかにそれらの答えが、人が苦しみや悲しみを納得して受け容れることを可能にしてくれたり、あるいはそれを積極的に引き受け、乗り越えようとする意志を与えてくれたりする場合も少なくない、ということがわかったと思います。第7回にも考えてみたように、それが、信仰というものがもっている、特有の力なのです。

けれども、つねにそうであるとはかぎらない、ということも、同時にわかりました。つまり、これらの伝統的な「答え」が、苦しむ人を助ける力をもたない場合もある。それどころか、むしろいっそう相手を苦しめたり、追いつめてしまったりするような場合さえ、実は少なくない。クシュナー自身も、これらはどれも、自分自身が抱えていた「なぜ私の息子が」という問いには、まったく答えてくれなかったと言います。そして、その自身の体験もふまえて、それはなぜなのかと考えてみると、どうやらここには、ある「共通の誤り」が含まれている、と言うのです。

では、その共通の誤りとは何でしょうか。クシュナーいわく、それは、これらの「答え」が、いずれも、この出来事は本当は悲しむべきことではないのだとか、本当は善いことなのだ、とかという説明をすることによって、相手が嘆いたり悲しんだりすることそのものを否定してしまっている、ということです。彼はこう言います。「悲劇も本当は良いことであるし、不幸に思えるこの情況も本当のところは神の偉大な計画の中にあるのだ」という説明や、「長い目でみれば、この経験がいつかあなたをより良い人間にしてくれるのですよ」とか、「あなたに与えられた多くのものに感謝しなさいよ」とかといった慰めの言葉は、「どんなに善意のつもりであったとしても、傷つき痛みに耐えている人びとにとっては、『自分を可哀相《かわいそう》がるのは止《や》めなさい。このことがあなたに起こったのにはちゃんとした理由があるのですよ』と、たしなめているように感じるのです」。

「苦しみの意味」を説明するということは、「この苦しみにはちゃんと意味があるのだから、それを嘆くのはまちがっている」というかたちで、相手を責めることになってしまう。言い換えれば、「なぜ私が」と問うこと自体を、否定することになってしまうのです。クシュナーが「苦しみには意味がある」という考え方を拒否する理由は、ここにあります。

答えてはならない問い

しかしそうすると、この「なぜ」という問いは、実はいわば、答えてはならない問いである、ということになるのではないでしょうか。彼はまさにそう言っています。私たちはこれまで、この「なぜ」という問いに対して、どのように答えることができるのか、と考えてきました。トラベルビーも、患者が「なぜ」と問うとき、「看護師はなんとこたえればよいのだろうか」と言っていました。けれどもクシュナーは、この「なぜ」という問いに対して「答える」という態度そのものが、実はまちがっているのだと言っているのです。

これはどうしてなのでしょうか。あらためて、少し論理的に整理してみましょう。偶然とは、原因または

「なぜ」という問いは、偶然性に対して発せられるものだと言いました。偶然とは、原因または目的目的がないことです。だから人は、自分の身に降りかかった出来事の原因または目的を尋ねて、「なぜ」と問うのです。したがって、その「なぜ」に対して、何らかのかたちで「答える」ということは、その出来事の原因または目的を説明することを意味します。そして、原因または目的を説明するということは、この出来事は偶然ではなく、必然なのだ、と主張することを意味します。つまり、「偶然の必然化」です。実際、前回のさまざまな「答え」を見てみると、いずれもが、何らかのかたちで、起こった

出来事には原因か目的かのどちらかがあるということを、説明しようとしていることがわかります。けれども、「原因がある」（因果的必然）にせよ、「目的がある」（目的的必然）にせよ、この出来事は偶然ではなく必然なのだと説明するということは、「この出来事が起こったのは、しかるべき理由のある当然のことだ」と言っていることにもなります。「当然」とは、「当《まさ》に然《しか》るべき」こと、つまり必然的な原因または目的がある、ということです。ですからこれは、「なぜ私がこんな目にあわなければならないんだ」と言っている人に対して、「いや、あなたがこんな目にあったのは当然ですよ」と言っていることにもなってしまうのです。「答える」という態度が、慰めにならなかったり、むしろいっそう相手を追いつめて苦しませることにさえなったりするのは、そのためなのです。

「**悲痛の叫び声**」としての「なぜ」

とはいえ、これはちょっとおかしなことのようにも思われるかもしれません。そもそも、「**「なぜ」という問いに対する答えが欠けている**」ということが、ニヒリズムという苦しみだったはずです（第10回の第2節参照）。だからこそ、その「答え」を探そうとしているのに、答えることがかえっていっそうの苦しみになる（場合がある）のだとすれば、いったいどうすればよいのでしょうか。

ここでクシュナーは、重要なことを言います。この「なぜ」は「質問」ではないのだ、と言うのです。「なぜ」と問う人は、その答えを求めて「質問」をしているのではない。そうではなくて、これは「**悲痛の叫び声**」なのです。だから、この「なぜ」の後に続くのは、実は疑問符（？）ではなくて、感嘆符（！）なのだ、と彼は言うのです。

哲学的に言えば、彼は「偶然の必然化」を拒否しています。世界には、どうしようもない偶然としか言いようのない出来事が無数にある。そして人間は、そういう無数のどうしようもない偶然に翻弄《ほんろう》されざるをえない存在である。神学的に言えば、それは神が世界のすべてを支配しているという考え方を捨てるということでもあります。神でさえ、どうしようもない出来事が、世界にはあふれている。それを彼は「偶然」と呼ぶのです。この現実を認めるところから出発するしかないのであって、それを無理矢理ひねり出したような原因や目的の観念で「説明」するのはやめようと、彼は言っているのです。

世界と人間が偶然に翻弄されざるをえない存在であるということは、言うまでもなく、世界は根本的に不条理であり、理不尽なのであって、人間の生もまた、根本的に不平等であり、不公平であるということです。たまたま健康や幸福に恵まれる人もいれば、ほんの些細《ささい》な偶然によってとんでもない不幸に見舞われる人もいる。そこには何の原因も目的もないのです。だから、そのどうしようもない根本的な不条理さや理不尽さに対して、人は「なぜ！」と嘆かざるをえない、ということなのです。

第2節　嘆きの共有——「同情」というケア

「ヨブ記」の教訓

では、「なぜ」という問いが、「質問」ではなくむしろ「悲痛の叫び声」であるならば、その他者の叫び声を前にして、私たちにできることは何でしょうか。それについてクシュナーは、『旧約聖書』のなかにある**「ヨブ記」**という物語をヒントにして考えています。

「ヨブ記」は、苦しみの意味（または無意味）という問題を考えるとき、必ずと言ってよいほど引きあいに出される書物です。あらすじはこうです。昔、ヨブという名の、およそこの世で最も善良な人間であると神も認めるほどの男がいました。ところがこのヨブに、ありとあらゆる不幸が降りかかります。災害にあって財産をすべて失い、家族もみんな死んでしまい、ヨブ自身も重い皮膚病にかかって、痛みと苦しみでのたうちまわります（しかも、神はヨブがそんな目にあうのをずっと黙認していました）。信仰深いヨブは、最初は神を疑わず、苦しみに耐えようとしましたが、ついに我慢しきれず、「なぜ神は私をこんな目にあわせるのだ」と叫びはじめます。そこに、ヨブの三人の友人が見舞いにやってきます。ヨブの「なぜ」という問いに対して、友人たちはさまざまな説得や慰めを試みるのですが、ヨブはまったく納得しません。結局、この「なぜ」という問いに対する答えは、ほとんど謎のまま、「ヨブ記」は終わっています。

古来、無数の神学者や哲学者、心理学者などが、この謎めいた文学について、さまざまな解釈を試みてきました。しかし、クシュナーが注目するのは、苦しみの意味をめぐる神学や哲学の小難しい議論ではありません。なぜこの友人たちは、ヨブを慰め、彼の力になることができなかったのか。そういう、いまふうに言えばケアの観点から、ヨブの友人たちの態度に注目するのです。以下、引用が長くなりますが、この本の核心部分と言ってもよい箇所ですので、じっくり読んでみてください。

聖書のなかのヨブの友人のことを憶《おぼ》えているでしょうか？　三人の友だちがヨブを訪れた時、彼らは心の底から、多くのものを失い病に苦しむヨブを慰めたいと願っていました。しかし、やることなすことほとんどみな裏目に出て、結果的にはヨブをますます嘆き悲しませることになってしまったのです。ヨブの三人の友だちの失敗を通して、人生に傷ついた人はなにを必要としているのか、また、友として隣人として、私たちはどうすればそのような人たちを助けてあげることができるのか、学ぶことができるかもしれません。

彼らの最初のまちがいは、ヨブが「なぜ、神は私をこんな目にあわせるのか？」と問うた時、ヨブが質問を発しているのだと思い、その質問に答えてやればヨブを助けることになる、と考えたところにあります。実際は、ヨブのことばは神学的な問いなどではまったくなく、悲痛の叫び声だったのです。ヨブのことばのあとに続くものは疑問符（？）ではなく、感嘆符（！）であるべきだったのです。

ヨブが友人たちに求めていたものは――「神はなぜ、私にこんな仕打ちをするのか？」と言ったときヨブがほんとうに求めていたものは――神学ではなく、思いやりの心だったのです。神についての説明などではありませんし、まして、自分の神学の欠陥を指摘されることでもありませんでした。ヨブは友人たちに、自分はほんとうに正しい人間で、ふりかかったこの災難は悲劇的であり、まったく公平を欠くものである、と言ってもらいたかったのです。〔……〕

悲しみにうちひしがれている人になんと言えばよいかというのはむずかしい問題ですが、なにを言ってはいけないかというのは少しは簡単なように思います。悲しんでいる人を非難するようなことはすべてまちがいです（「そんなに深刻になるなよ」とか「泣くのはおよしなさい、みんな困ってしまうじゃないの」）。悲しんでいる人の痛みを小さくしようとする試みはすべて、適切ではないし、喜ばれもしません（「きっと、これでよかったのさ」「もっとひどいことになっていたかもしれないんだからね」「今のほうが、彼女にとっては幸せなのよ」）。悲しんでいる人に、自分の感情を否定したりごまかしたりすることを促すようなことも、まちがっています（「私たちには神に問う権利はありません」「神さまはあなたを愛しているからこそ、あなたを選んで、こんな重荷をお与えになったんだわ」）。〔……〕

ヨブは、助言より同情を必要としていました。適切で正しい助言であったとしても同じことです。助言するにふさわしい時や場所は、もっとあとにやってくるものです。彼が必要としていたものは、苦しみを分かちもってくれる愛情だったのです。説得するように神の意志の神学的な説明をするのではなく、だれかが自分の痛みをわかってくれているのだという実感だったのです。身体的な慰め、力を分け与えてくれる友、責めないで抱きしめてくれる友が必要だったのです。

忍耐と敬虔《けいけん》〔信仰深い態度〕の模範たれと勧める友よりも、怒り、泣き、叫ぶことを許してくれる友を必要としていたのです。「元気を出せよ、ヨブ。悪いことばかりじゃないんだから」と言うような人ではなく、「ああ、なんてひどいことだ。どう考えたらいいんだ」と言ってくれる人が必要だったのです。

〔……〕聖書の記述によりますと、彼らは、ヨブが嘆きと怒りをぶちまけている数日の間、なにも言わずにヨブのそばに座っていました。私が考えるには、そのことがヨブにとっていちばんの助けになったのではないかと思います。そのあとの彼らの言動は、ヨブにとってなんの助けにもなりませんでした。ヨブの感情のほとばしりが過ぎ去ったとき、神を擁護し、ありきたりの考えを正当化しようとするかわりに、彼らは、「きみの言うとおり、まったくひどい話だ。きみがどうやってこの状況を耐えていくのか、ぼくたちにはわからない」と言うべきだったのです。彼らが無言でそこにいたことのほうが、長ったらしい神学の説明より、ずっとヨブの助けになったはずです。ここに私たちが学ぶべき教訓があります。

同情（共感）というケア

彼はここで、哲学や神学による「説明」や「説得」や「助言」ではなく、「思いやりの心」や「同情」や「愛情」こそが必要なのだと言っています。「苦しみの意味」を説明したり、それを見出して前向きな生き方ができるように助言をしたりすることではなくて、むしろそれが存在しないという、世界の根本的な偶然性と理不尽さに対する嘆きを共有すること。そういう意味での「**共感**」こそが、苦しみのさなかにある人にとって、何よりの（あるいは唯一の）ケアでありうる、ということです。なお、「同情」はよくない、「共感」が大事だ、などとよく言われますが、前者は「情を同じくする」こと、後者は「感情・感覚を共にする」ことですから、ほとんど同じです。英語では、「コンパッション（compassion）」または「シンパシー（sympathy）」が、「同情」または「共感」と訳されます。compassionは「苦しみ（passion）を共にする（com）」こと、sym-pathyも「苦しみ（pathos）を同じくする（sym）」ことですから、どちらも「**苦しみの共有**」を意味するのです。

苦しむ人のそばに、ただ黙って座り、その苦しみを共感的に聴くことと言えば、看護や教育の世界ではもはや言い古された感のある、いわゆる「**傾聴**」を思い出すでしょう。たしかにそうです。クシュナーは、「語る」こと（説明や助言）よりも「聴く」ことのほうが、はるかに強く大きなケアでありうる、ということを言っているのです。また、このクシュナーの考え方は、人の悲嘆（グリーフ grief）に寄り添い、傾聴することを通して、その人の立ち直りを支援する、いわゆる「グリーフ・ケア」に通ずるものとも言えるでしょう。

しかし、そういう傾聴なりグリーフ・ケアなりが、そもそも前提にしている「共感（同情）」とは何なのでしょうか。他人の苦しみを共有しろと言われても、いったいどうしたらよいのでしょうか。だいたい、そんなことがそもそも可能なのでしょうか。

偶然性の自覚が開く「同情」の可能性

クシュナーが言っていることをヒントにして、それをもう少し拡張して考えるなら、私たちが他人の苦しみに共感や同情を寄せることができる根拠は、まさに**人間存在の偶然性を自覚する**ということにかかっているように思われます。人は、何の理由もなく突然の不幸や災難に見舞われるような、とてつもなく理不尽な偶然性の世界に生きています。誰もが、その可能性にさらされているのです。だとすれば、その理不尽で不条理な偶然性に対する「なぜ」という叫び声は、実は私たち人間の共同のものであるはずなのです。ヨブの「なぜ」は、私の「なぜ」でもあり、私たちの「なぜ」でもあるのです。

ここでもう一度、ヨブの友人たちのことを思い出してみましょう。クシュナーによれば、彼らは、ヨブの「なぜ」に対する「答え」を説明しようとしました。その結果として、それは、ヨブにはこんな目にあう当然の理由があるはずだ、という説明になってしまったのです。ところが、注意してほしいのですが、これは言い換えれば、私にはそういう目にあわない当然の理由がある、ということでもあります。ヨブが不幸な目にあったことに必然的な理由（原因または目的）があるのなら、当然、私がいま不幸な目にあっていないことにも、やはり必然的な理由があるのだ、ということになるからです。こうして、偶然性を否定することが、彼らから共感と同情の可能性を奪ってしまったのです。

重要なことは、たんに相手の境遇の偶然性を認識するということだけではなく、自分自身の偶然性を自覚するということです。つまり、私がいま健康・健常でいられるのは、何もそうであるべき必然的な理由があってのことではない。これは、病人がたまたま病気を負ってしまったことと同様、まったくの偶然であり、明日には私がベッドに横たわって「なぜ！」と叫んでいるかもしれない。いわば自分自身の足元を見つめることによって、このことを自覚するならば、そのとき、苦しむ人の「なぜ」は、私の、そして私たちの「なぜ」として、共感的に受けとることができるものになるはずなのです。

第3節　「せめてもの」という論理——再び、「苦しみの意味」について

苦しみに意味はないのか

さて、以上見てきたように、クシュナーは「苦しみには意味がある」という考え方を否定し、偶然の不幸を、何らかの原因や目的によって説明することで必然化して意味づけることを拒否しています。その点において、これまで見てきたフランクルや九鬼や糸賀・田村とは、かなり違った見方をしている側面があることはたしかです。おおざっぱに言えば、フランクルのロゴ・セラピーが、患者に**苦しみの意味を見出させる**ための援助に重点を置くのに対して、クシュナーはむしろ、**苦しみの無意味さに共感（同情）する**ことこそが、苦しむ人のための援助なのだと言っているわけです。

しかし、では結局彼は、人間の苦しみには、実のところ何の意味もないのだと言っているのかというと、実はそういうわけでもないのです。たとえば彼は、こうも言っています。「もし、そこになんらかの理由や目的があるなら、たいていの苦しみや失望は耐えられることでしょう。しかし、それほどひどい苦しみではなくても、もしどんな意味もそこに感じられないなら、それは耐えがたいことになってしまうのです」。これはフランクルが言っていることと、まったく同じです。やはりクシュナーも、「苦しみに意味を見出す」ということの重要性については、フランクルらと考え方を共有しているのです。これはどういうことなのか。最後に、この点について、もう一度整理しておきたいと思います。

意味は「ある」のではなく「つくる」もの

これまでは、フランクルや九鬼や糸賀・田村らと、クシュナーとの、考え方の違いを強調して見てきました。けれども、他方で彼には、フランクルや九鬼とほとんど同じことを言っているように思われるところも多くあります。

たとえば、彼はこう言います。苦しみや不幸には、はじめから意味があるのではない。それは、まったく無意味な偶然として、私たちに降りかかってくる。けれども、その無意味な偶然に、私たち自身が意味を与えることはできる。降りかかった苦しみに対して、どう反応するかによって、私たちは、それを無意味な苦しみでしかないものにすることもできるし、そこに積極的な意味を与えることもできる。苦しみを意味あるものにできるかどうかは、そういう私たち自身の生き方にかかっている。また、したがって、「なぜ」という問いは、「どうしてこんなことが起こったのか」という**「過去」を問う問い**から、「こうなったいま、私は何をなすべきなのか」という**「未来」を問う問い**へと、その意味を変えなければならない。そういう意味で、「なぜ」という問いに対する「答え」は、**「説明」**（理論）ではなく、**「応答」**（実践）によって与えられるのだ、と。

これは、フランクルや九鬼が言っていたことと、まったく同じです。彼らもまた、苦しみや偶然の意味は、はじめから「ある」ものではなく、そのつどの実践によって、主体的に「つくる」ものである、と言っていました。その点については、実はクシュナーもまったく同じなのです。彼が拒否するのはそこではなく、苦しみには（はじめから）意味が「ある」という考え方、そして何より、それを「説明」

しようとする態度なのです。

言い換えれば、強調されるべきは、生きる意味や苦しみの意味というものは、あくまでも実践の「結果」として実現されるものだ、ということです。したがって、まだそれが実現されていない「現在」の時点では、誰もそこにどんな意味があるかなど、説明することはできないし、してはならないと、クシュナーは言っているのです。糸賀さんや田村さんの考え方の問題点も、そこにあります。前回見たように、障害児をもった親が、かえってその苦悩のおかげで精神的に成長し、喜びや感謝をもってその現実を受け容れ、いっそう深く我が子を、あるいは人間を、愛することができるようになったというような事実が、数多くあるのはたしかです。けれども、それはあくまでも、そういう「結果」が現実に実現したときに、はじめて言えることです。はじめからそれが「目的」であったわけではありませんし、ましてや、すべての障害児がそういう「目的」で生まれてくるわけではないのです。

その点に注目するならば、前節の終わりに引用した箇所のなかで、たとえ「適切で正しい助言」であるとしても、「助言するにふさわしい時や場所は、もっとあとにやってくる」と言われていることが、あらためて重要な意味をもってきます。苦しみの意味が実現するには、絶対的に「時」が必要なのであり、そこにどのような意味があるのか（あったのか）は、後になってみなければわからないのです。クシュナーが再三批判するのは、にもかかわらず、いま現在、苦しみのさなかにある人に対して、「あなたのこの苦しみには、これこれの意味があるのですよ」という説明をしてしまうことなのです。

彼は、何事にも「時」というものがある、と言います。苦しみの意味を実現させようとする意志を奮い起こす「時」、そしてそれが実現する「時」。これらの「時」は、まさに実存的なものであり、いつそれが訪れるかはわかりません。だから援助者には、その「時」を「**待つ**」ということが、絶対的に必要なのです。まちがっても、「六か月が過ぎました。もう立ち直る段階にきているのですよ」などという話ではないのだと、彼は強く戒めています。

「せめてもの」という論理

このように、実存的な生きる意味や苦しみの意味の、主体的な意志と実践による創造、という点では、クシュナーも、フランクルや九鬼と考え方を共有していると見ることができます。しかしながら、それでもなお、やはりこの彼の著作には、フランクルのロゴ・セラピーや九鬼の「運命」論にはあまり見られなかった、何かもう一つ大事なものが示されているように思われます。

彼自身が言っているわけではありませんが、あえて言葉で表現するなら、それは「**哀**《かな》**しみ**」のようなものです。未来に目を向け、生きる意味や苦しみの意味を実現させようとするとき、人は、失われたものよりも、いまあるもの、あるいは新しく得られたものに目を向けなければなりません（第12回の第3節参照）。前回も引きあいに出した佐藤真海さんも、まさにそうでした。彼女もまた、母親からかけられた「神様は乗り越えられない試練は与えない」という言葉をきっかけにして、「大事なことは、私が何を失ったかではなく、私にいま何ができるかなのだ」という考え方に転換し、生きる目的と意志を取り戻すことができたのでした。これは精神的（スピリチュアル）なケア一般の、最も基本的な方針であると言えますし、過去（原因）を問う問いから脱却して未来（目的）を問わなければならないというクシュナーの主張も、まさにこのことを指しています。しかし、彼の著作には、それと同時に、失われたもの、取り返しのつかなくなってしまったものへの、どうしようもない哀しみのようなものが垣間《かいま》見られます。たとえば、彼はこの本の結論に近い部分に、このように書いています。

アーロン〔クシュナーの息子〕の生と死を体験した今、私は以前よりも感受性豊かな人間になったし、人の役に立つ司牧者《しぼく》〔宗教的な指導者〕になったし、思いやりのあるカウンセラーになったと思います。でも、もし息子が生き返って私の所に帰ってこられるのなら、そんなものはすべて一瞬のうちに捨ててしまうことでしょう。もし選べるものなら、息子の死の体験によってもたらされた精神的な成長や深さなどいらないから、十五年前に戻って、人を助けたり助けられなかったりのありきたりのラビ、平凡なカウンセラーとして、聡明で元気のいい男の子の父親でいられたら、どんなにいいだろうかと思います。しかし、そのような選択はできないのです。

彼が精神的に深く成長し、以前よりも感受性豊かで思いやりのあるカウンセラーになれたこと、そしてこの本を書き、それがベストセラーになって多くの人に影響を与え、私たちもいまそれを読んで学んでいるということ。これらはすべて、九鬼周造の言う「**目的なき目的**」、つまり、アーロンという一人の少年が、たまたま障害を負って生まれてきたという偶然がきっかけになって実現した、思いがけない結果です。そして、そういういわば実り多い豊かな結果が実現したのは、クシュナーが、まさに「「遇《あ》うて空しく過ぐる勿《なか》れ」という命令」、つまり息子の死を無駄にしてはならないという命令を自己に与えて、懸命の努力をしたからでしょう。けれども彼は、だから息子の障害と死には意味があった、というわけではないのだと言っているのです。アーロンは、そういう「目的」で障害を負って生まれてきたわけではない。だから、彼の障害と死のおかげで、クシュナーが成長できてよかった、彼や彼の著作によって救われた人が大勢いてよかった、などというわけではないのだと、彼は言っているのです。

ここから私たちが学ぶべきことは、「無駄にしなかった」ということと、「意味があった」ということとは、論理学的には同じ意味でも、やはり違うのだということです。もちろん、これは第12回の終わりに見た本村洋さんの場合も同じでしょう。「偶然を必然に変える」ということをめざして生きていると言う彼の場合でも、やはり、妻と娘が殺されたことによってもたらされた社会の問題の解決など、本当はどうでもよいのだという思いが、どこかに残るはずではないでしょうか。社会の問題などというものが解決されることよりも、妻と娘が生きていて、いっしょに暮らせていたほうが、本当はずっとよかったはずです。それができないから、せめて、不幸な偶然を無駄にだけはしたくない、ということなのであって、けっして、そこに積極的な意味がある、というわけではないはずなのです。

「苦しみの意味」という問題は、本来、こういう問題なのではないでしょうか。それは日本語で、「**せめてもの**」**救い**とか、「**せめてもの**」**慰め**とかと言われるものです。人間は、どうしようもなく理不尽で不条理な偶然に翻弄されざるをえない存在であるから、いつも何か大切なものを失いながら生きていくのです。ただ、それだけではあまりにも空しいから、そこに「せめてもの」意味を見出そうともします。苦しみに意味を見出すということは、そういう根本的に哀しい営みでもあるのです。

九鬼周造によると、「哀しみ（哀《あわ》れ）」という日本語は、存在の有限性、つまりすべての存在が、時間とともに過ぎ去り、やがて消滅していくことについての感情を表わす言葉であり、それが「**憐**《あわ》**れ**」にも通じます。「あは《わ》れ」は「あ」と「はれ」から成り、これらはどちらも、現代語で言う「ああ」とか「おお」とかの感動詞です。つまり、「あはれ」とは、私とあなたとが、人間という存在の有限性を前にして、いわば共に嘆きあうさまを表わすのです[1]。これはまさに「**哀しみの共有**」にほかなりません。ケアにおいて最も大事なのは「苦しみの共有」という意味での同情（共感）であり、それは人間存在の根本的な偶然性の自覚によって可能になると言いましたが、だとすれば、それは同時に「哀しみの共有」でもあります。自分自身の生を見つめ、自分を含めた人間の生が、根本的に「哀しい」ものであることを知ること。それが、等しく「**哀れ**」な存在である他者たちへの、「**憐れみ**」というケアの条件となるのではないでしょうか。

おわりに

以上、後半の授業では、「生きる意味」や「苦しみの意味」という問題をめぐって、いくつかの思想や実践を見てきました。本書の「はじめに」にも述べたように、これらはあくまでも、私たち自身がどう考えるのか、ということのための「材料」です。実際、ここで取り上げた何人かの考え方のなかにも、比較的共感しやすいものもあれば、どうしてそういう考え方になるんだと、抵抗を感じるものもあったかもしれません。また、その感じ方自体も、皆さんのなかで、人によってさまざまでしょう。

　もちろん、それでよいのです。ただ、大事なことは、だから考え方や感じ方は「人それぞれ」だということで片づけてしまうのではなくて、その多様性に触れ、異なる考え方や感じ方を学ぶことによって、自分自身の思想や感性を鍛え上げていくことです。トラベルビーはこう言っています。「看護師の精神的（spiritual《スピリチュアル》）価値とか、病気や困難についての哲学的信念は、病人が困難な状況のなかに、意味を見いだしたり、見いださないことに関して、彼女が援助できる範囲を規定するであろう(2)」。個々の看護師自身が、どのような考え方や信念をもっているかによって、援助の範囲や内容は異なってくる。つまり、田村一二さんも強くこだわったように（第13回の注5参照）、教育や看護は、たんに生徒や患者の個別性だけではなく、教師や看護師の個別性にも、大きく依存しているのです。

　だとすれば、大事なことは、まず教師・看護師が、**「私にとって」**の「生きる意味」や「苦しみの意味」を問うことです。まずはそれを問い、考え、議論するところから、「この」看護師と「この」患者、「この」教師と「この」生徒という、人間の実存性に立脚した看護と教育がはじまるのです。

（1）九鬼周造「情緒の系図」（『「いき」の構造 他二篇』〈岩波文庫〉岩波書店、一九七九年などに所収）。
（2）トラベルビー『人間対人間の看護』長谷川浩・藤枝知子訳（医学書院、一九七四年）一八頁。

おもな参考文献

糸賀一雄『糸賀一雄著作集』［全三巻］（日本放送出版協会、一九八二－一九八三年）
ヴェーバー、マックス『プロテスタンティズムの倫理と資本主義の精神』大塚久雄訳〈岩波文庫〉（岩波書店、一九八九年）
カント『純粋理性批判』［全三巻］篠田英雄訳〈岩波文庫〉（岩波書店、一九六一－一九六二年）
キッペス、ヴァルデマール『スピリチュアルな痛み――薬物や手術でとれない苦痛・叫びへのケア』（弓箭書院、二〇〇九年）
九鬼周造「情緒の系図」（『「いき」の構造 他二篇』〈岩波文庫〉岩波書店、一九七九年）
――『偶然性の問題』〈岩波文庫〉（岩波書店、二〇一二年）
クシュナー、H・S『なぜ私だけが苦しむのか――現代のヨブ記』斎藤武訳〈岩波現代文庫〉（岩波書店、二〇〇八年）
佐伯啓思『現代文明論（上）人間は進歩してきたのか――「西欧近代」再考』〈PHP新書〉（PHP研究所、二〇〇三年）
――『現代文明論（下）20世紀とは何だったのか――「西欧近代」の帰結』〈PHP新書〉（PHP研究所、二〇〇四年）
田村一二『忘れられた子等』（教育図書、一九四二年）
――『ぜんざいには塩がいる――障害児教育の原点』（柏樹社、一九八〇年）
――『賢者モ来タリテ遊ブベシ――福祉の里 茗荷村への道』〈NHKブックス〉（日本放送出版協会、一九八四年）
デカルト『方法序説』谷川多佳子訳〈岩波文庫〉（岩波書店、一九九七年）

トラベルビー『人間対人間の看護』長谷川浩・藤枝知子訳（医学書院、一九七四年）
ナイチンゲール『ナイチンゲール著作集』［全三巻］湯槙ます監訳／薄井坦子ほか訳（現代社、一九七四－一九七七年）
西谷啓治『宗教とは何か――宗教論集一』（『西谷啓治著作集 第10巻』創文社、一九八七年）
――「私の哲学的発足点」（『西谷啓治著作集 第20巻』創文社、一九九〇年）
フランクル、ヴィクトール・E『夜と霧』［新装版］霜山徳爾訳（みすず書房、一九八五年）
――『それでも人生にイエスと言う』山田邦男・松田美佳訳（春秋社、一九九三年）
――『〈生きる意味〉を求めて』諸富祥彦訳（春秋社、一九九九年）
――『人間とは何か――実存的精神療法』山田邦男監訳／岡本哲雄・雨宮徹・今井伸和訳（春秋社、二〇一一年）
古川雄嗣『偶然と運命――九鬼周造の倫理学』（ナカニシヤ出版、二〇一五年）
村上陽一郎『近代科学と聖俗革命』（新曜社、一九七六年）
――『科学史からキリスト教をみる』〈長崎純心レクチャーズ〉（創文社、二〇〇三年）
村田久行「終末期がん患者のスピリチュアルペインとそのケア――アセスメントとケアのための概念的枠組みの構築」（『緩和医療学』第五巻第二号、先端医学社、二〇〇三年）

古川雄嗣（ふるかわ・ゆうじ）
1978年、三重県生まれ。京都大学文学部および教育学部卒業。同大学大学院教育学研究科博士後期課程修了。博士（教育学）。大阪医療センター附属看護学校非常勤講師等を経て、現在、北海道教育大学旭川校講師。担当は道徳教育、教育哲学。著書に、『偶然と運命——九鬼周造の倫理学』（ナカニシヤ出版、2015年）。論文に、「遇うて空しく過ぐる勿れ——九鬼周造における「出遇い」の倫理」（『教育哲学研究』第102号、2010年）、「苦しみの意味と偶然性——九鬼周造の偶然論再考」（『人文学の正午』第3号、2012年）など。

看護学生と考える教育学
「生きる意味」の援助のために

2016年2月29日　初版第1刷発行　（定価はカバーに表示してあります）

著　者　古川雄嗣
発行者　中西健夫
発行所　株式会社ナカニシヤ出版
〒606-8161　京都市左京区一乗寺木ノ本町15番地
TEL 075-723-0111　FAX 075-723-0095
http://www.nakanishiya.co.jp/

装幀＝白沢正
印刷・製本＝亜細亜印刷

Printed in Japan.　ISBN978-4-7795-1044-1　C1037

偶然と運命
九鬼周造の倫理学
古川雄嗣

『偶然性の問題』を徹底的に読み解き、与えられた偶然を己の「運命」として引き受ける人間の生き方を論理化する。孤高の哲学者・九鬼周造が哲学的思索の果てに辿り着いた世界観を描き出す意欲作。

五二〇〇円

ワークで学ぶ教育学
井藤元 編

何が正しい教育なのか、良い先生とはどんな先生なのか、学校とはどんな場所なのか――ワーク課題を通じて教育学の基本を楽しく学びながら、創造的思考を養っていくことを目指す新しい教育学テキスト。

二六〇〇円

ワークで学ぶ道徳教育
井藤元 編

学校で道徳を教えることは可能か、そもそも道徳とは何か、道徳の授業ではどんな発問をしたらよいのか――ワーク課題を通じて楽しく学びながら、道徳をめぐる問いと向き合っていくことを目指す新しいテキスト。

二六〇〇円

保守的自由主義の可能性
知性史からのアプローチ
佐藤光・中澤信彦 編

激動する現代世界の中で、保守的自由主義こそが未来を切り開く思想である。バーク、オークショットから新渡戸、柳田まで、偉大な保守主義者たちの思想を現代によみがえらせ、そのアクチュアリティを問う。

三〇〇〇円